FALK STIRKAT

DER *Schmetterlings* EFFEKT

Wie die Schilddrüse unser Leben bestimmt

»WAS FÜR EIN TOLLES ORGAN!«

Die Schilddrüse wurde in der öffentlichen Wahrnehmung über viele Jahrzehnte sträflich vernachlässigt. Erst seit ein paar Jahren wächst das Interesse an diesem faszinierenden und überaus wichtigen Organ. Dabei ist es schon verwunderlich, dass zu der Reihe an medizinischen Sachbüchern, die während der letzten Jahre das Licht der Welt erblickt haben und in denen Darm, Haut, Herz und andere Körperteile eingehend erläutert werden, noch kaum eine unterhaltsame und trotzdem fachlich gut recherchierte Abhandlung über die Schilddrüse ihren Weg ins Bücherregal gefunden hat. Das soll sich nun ändern!

In meiner Praxis sehe ich beinahe täglich Schilddrüsenpatienten, halte sogar eine gesonderte Schilddrüsensprechstunde ab. Die von den Patienten an mich gestellten Fragen sind dabei eigentlich immer gleicher Natur und lassen sich oft nicht auf die Schnelle beantworten. Fragen wie zum Beispiel:

»Habe ich eine Unter- oder eine Überfunktion?«

»Was ist eigentlich dieses Hashimoto?«

»Was darf ich noch essen?«

»Kann ich selbst irgendetwas für meine Schilddrüse tun?«

»Wo kommt nur das Fremdkörpergefühl im Hals her?«

begegnen mir täglich. Die Unsicherheit in Bezug auf dieses kleine, aber unglaublich wichtige Organ ist groß. Viele Patienten wollen mehr über die Zusammenhänge zwischen der Fehlfunktion und dem Einsatz von Medikamenten wissen, mehr als wir Ärzte ihnen in den paar Minuten Sprechstundenzeit erklären können. Aber Aufklärung ist gerade im medizinischen Bereich unglaublich wichtig, besteht sonst doch die Gefahr, dass sich die Patienten von den vorgeschlagenen Therapiemaßnahmen abwenden und eigene Wege gehen. Wege, die im besten Falle zu keinem befriedigenden Ergebnis führen, im schlimmsten Fall jedoch großen Schaden anrichten können.

Um hier etwas Abhilfe zu schaffen, habe ich dieses Buch geschrieben. Es konzentriert sich ganz bewusst auf die Dinge, die wir sicher über unsere kleine Drüse wissen (oder zumindest sicher glauben zu wissen, ist doch der aktuelle Stand der Wissenschaft trotz größter Akribie auch immer nur der aktuelle Stand des Nichtwissens). Das Hauptaugenmerk liegt dabei natürlich auf der medizinischen und wissenschaftlichen Korrektheit meiner Beschreibungen.
Trotzdem ist es mein erklärter Anspruch, Sie, liebe Leserinnen und Leser, zu unterhalten. Denn ich bin eigentlich immer bemüht, Medizin und Unterhaltung unter einen Hut zu bringen, damit sich meine Patienten qualitativ hochwertig über medizinische Fragestellungen informieren können, ohne sich zu langweilen. Diesem Anspruch versuche ich auch im vorliegenden Buch gerecht zu werden.
Für Selbstbestimmung in der Medizin benötigt der Patient fundierte Informationen. Nur ein informierter Patient kann den Arzt als Partner in der Behandlung sehen. Zum Thema Schilddrüse möchte ich Ihnen diese Informationen auf den folgenden Seiten so präsentieren, dass Sie am Ende überrascht sagen können: »Was für ein tolles Organ!«
In diesem Sinne wünsche ich alles Gute und viel Freude beim Lesen!

Falk Stirkat

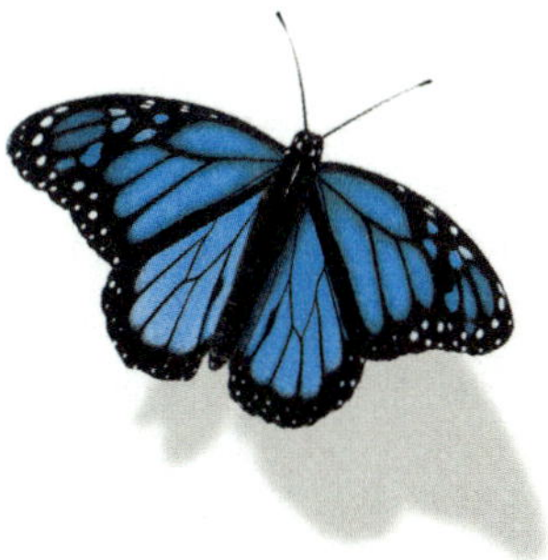

INHALT

Die Schilddrüse

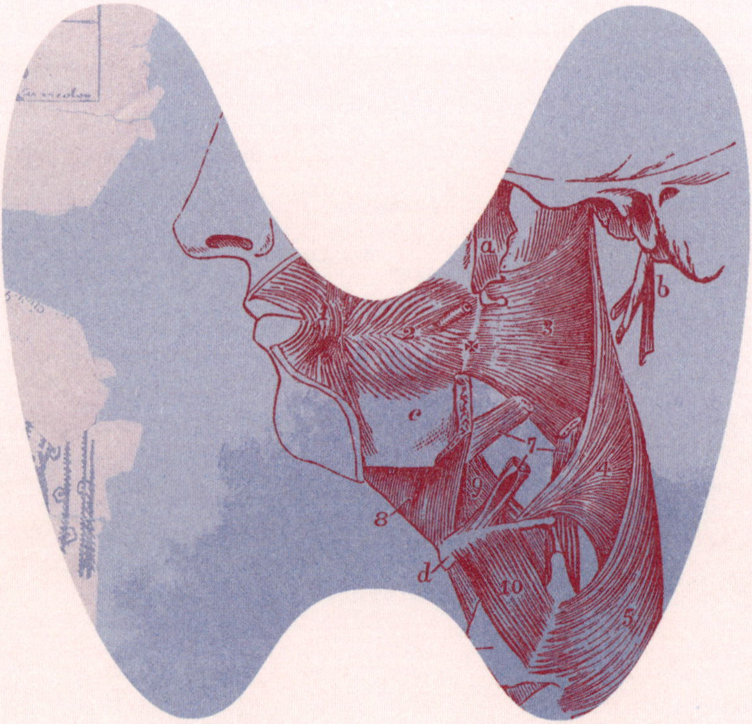

Der kleine Generator

Das Herz pumpt Blut, die Lunge atmet und das Hirn denkt. So weit sind die grundlegenden Körperfunktionen eines Säugetieres schon Grundschülern bekannt. Die meisten Erwachsenen können so gut wie jedem Organ eine Aufgabe zuordnen. Auf die Schilddrüse angesprochen, sind viele jedoch erst einmal ratlos. Und das ist überraschend, da etwa 30 Prozent der Deutschen Probleme mit diesem Organ haben. Weiter nachgefragt, geht das Wissen vieler allerdings nicht über den Umstand hinaus, dass sie Schilddrüsenmedikamente nehmen müssen. Das »Warum« bleibt meist unbeantwortet.

Den meisten Menschen ist wohl klar, dass, wenn das Herz versagt, der Transport des Blutes zum Erliegen kommt, was unweigerlich einen Herz-Kreislauf-Stillstand und in letzter Konsequenz den Tod zur Folge hat. Das Krankheitsverständnis – und daraus folgend die Einsicht, einer bestimmten Therapieempfehlung nachzukommen – leitet sich in diesem Fall unweigerlich vom grundlegenden Verständnis der Funktion des Herzens ab. Da es aber schwierig ist, die Schilddrüse als Organ zu verstehen, weil sie in komplexen Interaktionen mit so gut wie allen anderen Organsystemen steht, ist es umso verzwickter, Funktionsstörungen und damit Therapieschemata zu begreifen. Diese Unsicherheit kann in der Folge zu einer schweren Disharmonie zwischen unserem so wichtigen Schmetterlingsorgan und dessen Besitzer führen. Als Konsequenz entsteht oft ein problematischer Hang zu Eigen- und Alternativtherapien – mit fatalen Folgen für den Betroffenen.

Um das zu vermeiden, ist das Verständnis der kleinen und doch so wichtigen Drüse von grundlegender Bedeutung …

DAS STOFFWECHSELGEHIRN

Unsere Gesellschaft ist schnelllebig geworden. Jeder Handgriff wird akribisch geplant, unsere Terminpläne sind oft Wochen und Monate im Voraus ausgebucht. Da ist es keine große Überraschung, dass sich immer mehr Menschen müde und ausgebrannt fühlen. Eine logische Konsequenz sind häufig auftretende mentale und schließlich auch körperliche Symptome. Die Haare werden immer dünner, die Haut ist trocken und spröde, das Körpergewicht macht, was es will, der Magen-Darm-Trakt stellt völlig auf stur und alles scheint jeder versuchten Einflussnahme zu trotzen. Spätestens jetzt suchen die meisten Menschen einen Arzt auf. Nicht selten fördert schon eine einfache Blutentnahme Erstaunliches zutage.

Kleine Abweichung – große Auswirkung

»Ihre Schilddrüsenwerte stimmen nicht. Das müssen wir uns mal genauer anschauen.« Diesen Satz hören 30 bis 40 Prozent aller Hilfesuchenden. Was sich allerdings hinter dem winzigen, aber hochkomplexen Organ in unserem Hals verbirgt und wie sich selbst kleinste Änderungen im Haushalt der Schilddrüsenhormone radikal auf unser Leben auswirken, davon haben wohl die wenigsten eine Vorstellung. Wenn man sich vor Augen führt, dass die Konzentration der Hormone in Schilddrüsenpräparaten in Mikrogramm gemessen wird, also mindestens um den Faktor zehn geringer ist als bei den meisten anderen Präparaten, dann wird einem schnell klar, wie feinfühlig das gesamte System Schilddrüse ist. Es ist also ein Leichtes, hier Unordnung hineinzubringen. Trotz der geringen Konzentration, in der die Schilddrüsenhormone im Blut vorkommen, ist ihre Wirkung an so gut wie allen Organen beeindruckend. Es genügt eine winzige Änderung in der Konzentration, und der Betroffene erkennt sich kaum wieder.

Schilddrüsenhormone beeinflussen aber nicht nur den Körper, sondern auch die Psyche des Menschen. Je nachdem, ob zu viele oder zu wenige von ihnen vorliegen, kann das zu unkontrollierbaren Abweichungen von normalen Körperfunktionen oder vom normalen Körperempfinden führen. Den Unterschied zwischen Gewichtszunahme auf der einen und einem überaktiven Stoffwechsel, der es dem Betroffenen schwer macht, überhaupt ein bisschen zuzunehmen, auf der anderen Seite oder zwischen chronischer Müdigkeit, Abgeschlagenheit und fehlender Libido einerseits und einer kaum zu bändigenden Aktivität andererseits können schon ein paar wenige Hormone ausmachen, deren absolute Menge so gering ist, dass man sie mit bloßem Auge nicht sehen könnte. So sind wir alle abhängig von einer kleinen Drüse im Hals, die in verschwindend geringem Maße Hormone produziert, die ihrerseits wiederum all das beeinflussen, was uns ausmacht, und von der die meisten Menschen doch kaum etwas wissen. Funktionsstörungen des kleinen Organs haben dramatische Auswirkungen, nicht nur auf die Drüse selbst, sondern auf so gut wie alle anderen Organe des menschlichen Körpers, was sie zu einer Art medizinischem Chamäleon macht. Im Gegensatz zu Erkrankungen anderer Körpersysteme, wie etwa der Lunge oder des Herzens, verursacht die der Schilddrüse keine klassischen Symptome, sondern zwingt die Patienten oft zu einem monate- oder sogar jahrelangen Ärztemarathon. Dabei werden nicht selten Fachärzte verschiedenster Fachrichtungen konsultiert, die den Betroffenen die allerbeste Gesundheit bescheinigen – obwohl diese sich nicht gesund fühlen. Oft endet die Odyssee mit der verzweifelten Frage, ob die eigenen Symptome nicht vielleicht doch auf die Psyche zu schieben sind – dabei wäre ein einziger Laborwert völlig ausreichend, um dem Übeltäter auf die Schliche zu kommen. Denn Schilddrüsenfunktionsstörungen sind bei Weitem keine Seltenheit: Um die 30 Prozent der Deutschen leiden darunter – mit schwerwiegenden Folgen …

DIE SCHILDDRÜSE – WAS GENAU IST DAS EIGENTLICH?

Stellen Sie sich eine klitzekleine Knospe vor, die an einem winzigen Stängel sitzt, welcher aus ein paar Zellschichten besteht. Dieser winzige Gewebsknubbel ist aus lediglich zwei Zellen hervorgegangen, die an sich nicht einmal richtige Zellen waren, weil sie nämlich nur jeweils einen halben Chromosomensatz besaßen. Nach deren Verschmelzung jedoch entsteht eine gänzlich neue Zelle mit völlig neuen Eigenschaften. Und weil die sich tierisch des Lebens freut, macht sie erst einmal genau das, woraus sie selbst entstanden ist: Sie vermehrt sich. Aber das passiert nicht einfach ziellos und ohne Plan, sondern folgt einem genau vorgeschriebenen Algorithmus, den wir bis heute noch nicht komplett verstanden haben. Er sorgt dafür, dass aus jenen zwei halben Zellen (von Mutter und Vater) ein riesiges Zellkonglomerat entsteht, dem die Eltern später die Namen Eva, Karla oder Heinz geben.

Eine vergnügliche Rutschpartie

Irgendwann im Laufe der Entwicklung, der sogenannten Embryogenese, genauer gesagt am 22. Tag nach der Befruchtung sprießt eben jener kleine Knubbel aus ein paar Stammzellen – das sind Zellen, aus denen jede mögliche Art Gewebe entstehen kann – heraus und beschließt, zur Schilddrüse zu werden. Dumm nur, dass der Bursche sich in einem Bereich des Embryos entwickelt hat, der eher dem Mund des sich formenden Menschlein zuzuordnen ist, wobei dieser »Mund« momentan noch eher aussieht wie ein paar Fischkiemen, weniger wie ein richtiger Mund. Nichtsdestotrotz muss sich der Gewebeknoten doch irgendwie einen anderen Ort suchen, um zu wachsen, denn im Mund, genauer gesagt auf dem Mundboden, also dort, wo sich später der hintere Teil der Zunge befindet, kann er nicht bleiben. Aber kein Problem! Die wenigen Zellen rutschen einfach ein Stockwerk tiefer. Und tatsächlich kann man sich die Migration der Schilddrüsenknospe wie eine fröhliche Rutschpartie im Schwimmbad vorstellen. Rutsche *Black Neck,* nur für Fortgeschrittene und nur hintereinander rutschen! Dem Verlauf des embryonalen Schlauches, der später mal zum Magen-Darm-Trakt wird, folgend, macht sich die Urschilddrüse auf den Weg nach unten, so lange, bis sie am Eingang zum Brustkorb stecken bleibt. Von hier aus kommt man nur mit VIP-Ticket weiter. Manchmal »verliert« der Zellhaufen auf seinem Weg nach unten ein paar Zellkollegen, die sich dann auf der Rutschbahn festsetzen und den sogenannten *Lobus pyramidalis* bilden. Dabei handelt es sich um einen dritten Schilddrüsenlappen (die normale Schilddrüse besteht aus zwei Lappen, wir kommen gleich darauf zurück), der bis zum Zungengrund reichen kann und bei etwa 30 Prozent der Bevölkerung vorhanden ist.

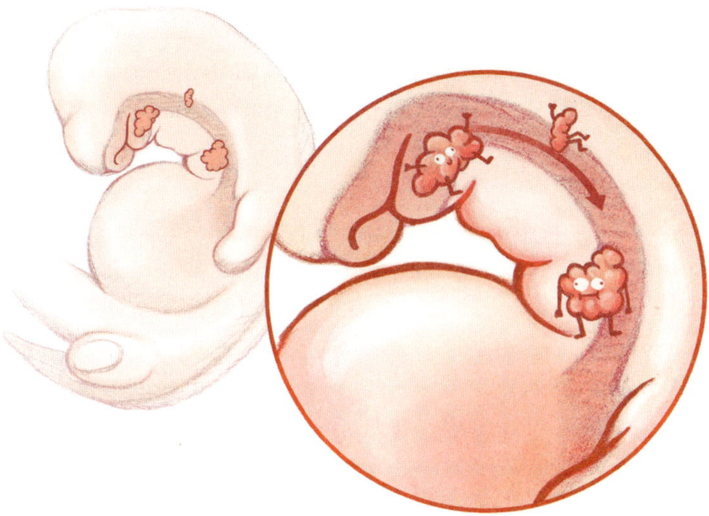

Die Schilddrüse wandert vom Zungengrund in den Hals. Wenn sie auf ihrem Weg ein paar Zellen »verliert«, kann ein dritter Schilddrüsenlappen entstehen.

Endokrine und exokrine Drüsen

Nachdem wir jetzt wissen, wie die Schilddrüse dorthin kommt, wo sie dann das ganze Leben lang sitzt, sollten wir uns der Frage widmen, um was es sich bei einer Drüse denn eigentlich handelt.
Die Mediziner unterscheiden sogenannte endokrine von exokrinen Drüsen. Beide vereint ihre Eigenschaft, Hormone oder Enzyme zu produzieren. Hormone sind Stoffe, die durch ihre Wirkung an bestimmten Rezeptoren in Körpergeweben Signale weitergeben können und so spezielle Körperfunktionen beeinflussen. Dabei gehen sie meist nach dem Schlüssel-Schloss-Prinzip vor. Das bedeutet, dass die Hormone zwar im gesamten Körper über den Blutstrom zirkulieren, aber nur in denjenigen Geweben wirken, die den entsprechenden Rezeptor, also das Schloss, zu dem ihr Schlüssel passt, besitzen (siehe Abbildung, Seite 15). Enzyme wiederum werden gebraucht, um spezielle Reaktionen im menschlichen Stoffwechsel zu beschleunigen. Ohne Verdauungsenzyme beispielsweise würde es Monate dauern, bis sich eine Mahlzeit in ihre Bestandteile aufgelöst hätte. Die freigesetzte Energie, von der unser Körper lebt, könnte nicht genutzt werden.

Wo liegt der Unterschied?

Der Unterschied zwischen endokrinen und exokrinen Drüsen ist die Art und Weise, wie sie ihre Botenstoffe loswerden. Während exokrine Drüsen, wie beispielsweise die Speicheldrüse, ihre Sekrete an Ort und Stelle über einen winzigen Gang freisetzen, geben endokrine Drüsen die Hormone direkt ins Blut ab und regulieren so die Konzentration der Stoffe im gesamten Kreislauf. Wegen der Sache mit dem Schlüssel-Schloss-Prinzip werden Hormone aber nur dort aktiv, wo sie auch benötigt werden, was an einer ganz anderen Ecke des Körpers sein kann. So schüttet die Nebennierenrinde, eine endokrine Drüse, beispielsweise Hormone aus, die im Gehirn ihren Dienst verrichten. Und auch die Rezeptoren für Schilddrüsenhormone sitzen nicht nur im Hals, sondern überall im gesamten Körper. Das Faszinierende bei der Sache ist, dass sie nicht überall dieselbe Wirkung haben. Je nachdem, wo ein Rezeptor sitzt und in welcher Konzentration er an den Wänden der Gewebe vorhanden ist, kann ein und dasselbe Hormon ganz unterschiedliche Auswirkungen auf den Organismus haben.

Ein komplizierter Mechanismus

Ein Hormon steuert aber nicht nur die Wirkung anderer Organe, sondern ist oft auch an demjenigen Körperteil aktiv, von dem es produziert wird. Der Körper reguliert die Aktivität der Drüsen nämlich mithilfe dieses Mechanismus. Sie produzieren oft nur dann Hormone, wenn diese eine niedrige Aktivität an der Drüse selbst aufweisen. Ganz schön kompliziert, aber sinnvoll, weil nur so verhindert werden kann, dass jede einzelne Drüse, sei es nun die Schild-, Bauchspeichel- oder Zirbeldrüse, macht, was sie will.
Jetzt wissen wir also schon eine ganze Menge über dieses faszinierende kleine Organ. Und klein ist es in der Tat ...

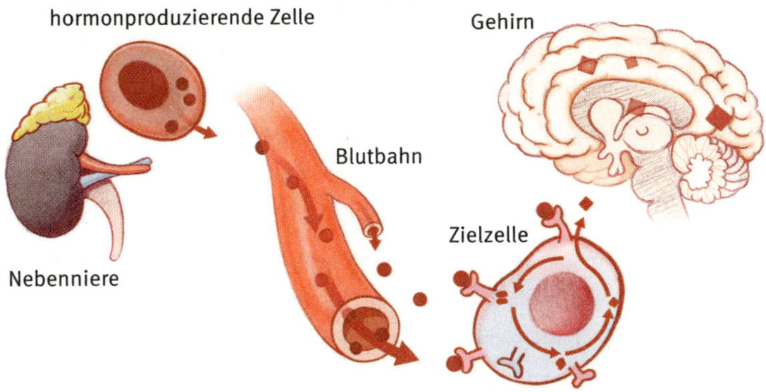

Hormone wirken über das Schlüssel-Schloss-Prinzip. Eine Zelle schüttet Hormone aus, die wiederum an Rezeptoren anderer Zellen ihre Wirkung entfalten.

DER AUFBAU DES ORGANS MIT ALL SEINEN FEINHEITEN

Das Volumen der menschlichen Schilddrüse beträgt lediglich ein paar Milliliter. Normalerweise reicht ein Milliliter Schilddrüsengewebe pro zehn Kilogramm Körpergewicht vollkommen aus. Von einer Schilddrüsenvergrößerung, dem sogenannten Kropf, spricht man bei Männern ab einem Volumen von 20 Milliliter, bei Frauen reichen schon 18 Milliliter. Stellen Sie sich das mal bildlich vor: Zehn Milliliter – das ist ein kleines Schnäpschen. Und in diesem Schnäpschen Schilddrüse ist alles drin, was das Organ so einzigartig macht und ihm die Fähigkeit verleiht, alle möglichen Körperfunktionen, inklusive des Gemütszustandes und sogar der Libido, zu kontrollieren. Die eigentlichen Schilddrüsenhormone bilden dabei lediglich einen Bruchteil dieser ohnehin schon winzigen Gewebemasse.

Der innere Aufbau

Vergrößert man die Schilddrüse mit einem Mikroskop und schaut auf diese Weise tief hinein in das kleine Organ, so wird eine Art wabenförmige Konstruktion sichtbar, fast wie in einem Bienenstock. Die Schilddrüse besteht nämlich aus lauter kleinen, separaten Funktionseinheiten, den sogenannten Follikeln.
Jedes dieser Follikel besteht wiederum aus einer Reihe von spezialisierten Zellen, den Epithelzellen. Deren Aufgabe ist es, Schilddrüsenhormone zu produzieren. Weil sich aber der Bedarf an den winzigen Molekülen ständig ändert und immer wieder an die aktuelle Situation des Körpers angepasst werden muss, können die von den Epithelzellen produzierten Hormone nicht direkt ins Blut abgegeben, sondern müssen zwischengespeichert werden. Das geschieht im Raum zwischen den Follikelzellen. Man kann sich einen Schilddrüsenfollikel verein-

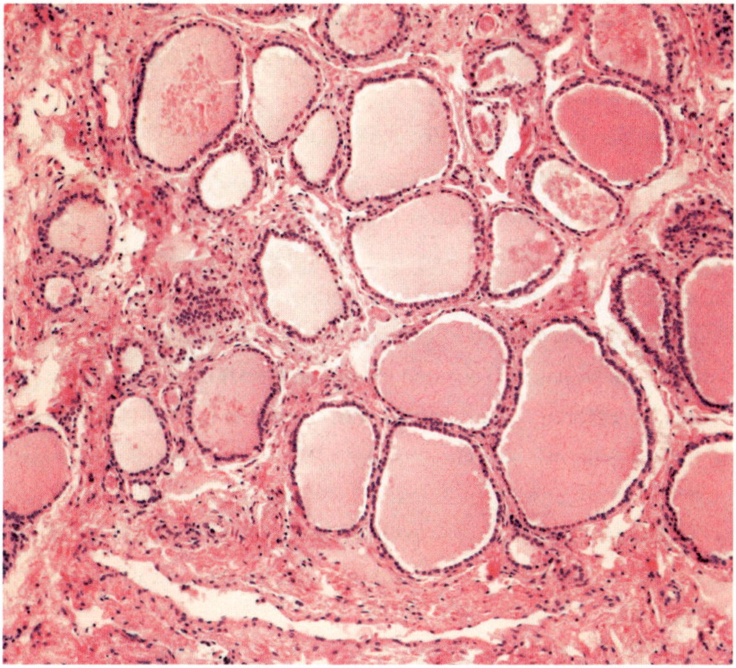

Mikroskopischer Einblick in die Struktur der Schilddrüse. Die großen, blasenartig anmutenden Strukturen sind Follikel. In ihnen werden die Hormone gespeichert.

facht wie einen Fußball vorstellen. Die ledernen Pentaeder und Hexaeder wären in diesem Falle die Epithelzellen und die Pressluft im Inneren des Balles wäre das sogenannte Kolloid. Dabei handelt es sich um eine Masse aus Schilddrüsenhormonvorläufern und einem ganz speziellen Protein, dem sogenannten Thyreoglobulin, das uns später, wenn wir uns mit den Krankheiten der Schilddrüse beschäftigen, auf der Seite 195 noch mal begegnen wird. Die Konsistenz des Kolloids ist gallertartig, es ist eine homogene, glibberige Masse.
Übrigens: Die Produktion der Schilddrüsenhormone findet nicht immer in gleichem Maße statt. Diesbezüglich ist das Organ eher träge und ruht sich gerne mal aus. Während dieser Pausen wird der Hor-

monbedarf des Körpers mithilfe der im Kolloid gespeicherten Hormone gedeckt. Nur selten legt die kleine Drüse den Produktionsbooster ein und füllt ihre Speicher auf.

Zwischen den einzelnen Follikelzellen findet man immer wieder kleine Blutgefäße – vergleichbar mit Straßen –, deren Aufgabe es ist, die in der Schilddrüse produzierten Hormone abzuholen und in den Körper zu transportieren. Dafür verzweigen sich die zwei großen Blutgefäße, die auf jeder Seite in die Schilddrüse führen, immer weiter, um am Ende so dünnwandig und filigran zu sein, dass es kein Problem mehr darstellt, die winzigen Hormone ins Blut aufzunehmen und über sogenannte Rezeptoren überall dort hinzutransportieren, wo sie im Körper ihre wichtige Arbeit verrichten müssen. Allerdings handelt es sich hier nicht um einen einseitigen Transport von der Schilddrüse in den Körper. Auch das Organ selbst empfängt über die Arterien spezielle Hormone, deren Aufgabe es ist, Produktion und Freisetzung von Schilddrüsenhormonen zu steuern.

Der äußere Aufbau

Die Schilddrüse liegt tief im Hals verborgen unter einer dicken Schicht aus Haut und Muskeln. Sie schmiegt sich direkt an die Luftröhre und hat in etwa die Form eines Schmetterlings.

Wegen der vielen Follikel, aus denen das kleine Organ gebildet wird, wirkt die Drüse auch von außen relativ homogen, will heißen einheitlich. Eine funktionelle Gliederung, wie man sie zum Beispiel im Herz findet, bei dem Vorhöfe und Kammern zu einer Einheit verschmelzen, existiert hier nicht. Auch geht die Schilddrüse keiner greifbaren physikalischen Aufgabe wie der des Blutpumpens nach. Wollen wir Sinn und Zweck des kleinen Organs verstehen, müssen wir tief in dessen Struktur hineinschauen. Genau wie bei der Leber oder der Milz spricht man im Falle der Schilddrüse von einem parenchymatösen

Organ. Unter Parenchym verstehen die Mediziner nämlich genau diese homogene Zellmasse, die ihre wahre Struktur erst unter dem Mikroskop offenbart.
Die Schilddrüse besteht aus zwei Lappen, einem rechts und einem links im Hals. In 30 Prozent der Fälle findet man den bereits auf Seite 13 erwähnten dritten Schilddrüsenlappen, den *Lobus pyramidalis,* in der Mitte, also direkt auf der Luftröhre aufliegend.
Um die Schilddrüse mit Blut zu versorgen, zweigen auf jeder Seite zwei große Arterien, entweder aus der Halsschlagader oder aus einem Hauptast der Aorta (unserer Hauptschlagader) in Richtung Schmetter-

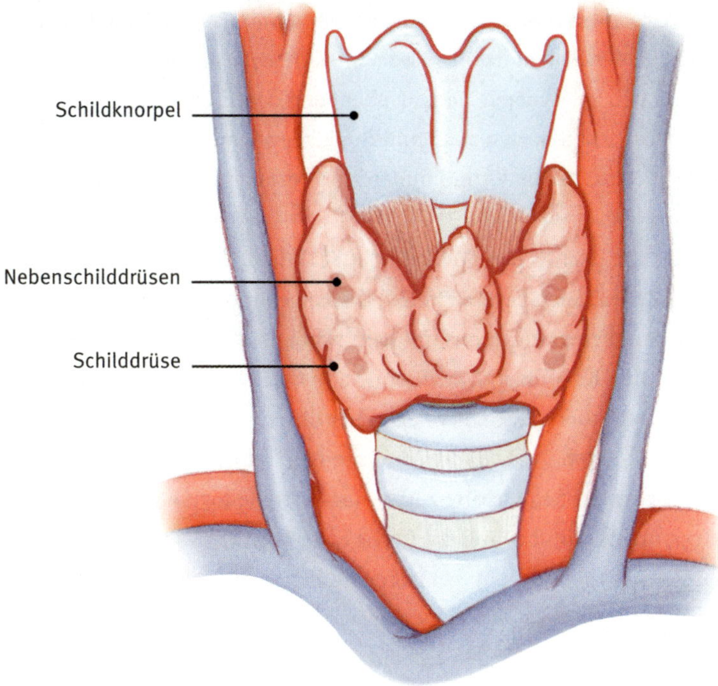

Schematische Darstellung einer Schilddrüse

lingsorgan ab und bringen frisches, sauerstoffhaltiges Blut. Andersherum wird das »verbrauchte« Blut, das zwar wesentlich weniger Sauerstoff enthält, dafür aber mit den wichtigen Hormonen vollgepackt ist, über drei Venen aus der Drüse geleitet. Die Blutversorgung der Schilddrüse ist also ziemlich gut. Bei Operationen stellt das eine große Herausforderung dar, da das kleine Organ richtig stark bluten kann. Es ist allerdings für sein korrektes Funktionieren unabdingbar, denn nur so können die Hormone an ihre vielen Zielorte gelangen.

Wer denkt, die Schilddrüse mit ihren paar Millilitern Volumen wäre ein kleines Organ, der hat noch nichts von den Nebenschilddrüsen gehört. Das sind richtig kleine Kerle. Sie verstecken sich auf der Rückseite eines jeden Schilddrüsenlappens – und das gleich doppelt. Die kleinen »Gewebsknöpfchen« sitzen ganz oben und ganz unten und sind dafür da, den Kalziumstoffwechsel im Körper zu regeln. Obwohl es gerade in Bezug auf deren Namen, aber auch deren Lokalisation den Anschein hat, sie gehörten auch funktionell zur Schilddrüse, ist dem nicht so. Aus diesem Grund finden sie in diesem Buch keine weitere Erwähnung.

Versteckt zwischen den Follikeln der Schilddrüse liegen die sogenannten C-Zellen, auch parafollikuläre Zellen genannt. Ihre Aufgabe ist die Produktion eines Hormons mit dem Namen Calcitonin, das maßgeblich für den Kalziumstoffwechsel verantwortlich ist. Entarten diese Zellen (was aber glücklicherweise eher die Ausnahme ist), dann entsteht ein medulläres Schilddrüsenkarzinom, ein Tumor, der zwar den Krebsarten der Schilddrüse zugeordnet wird, jedoch eigentlich überhaupt nichts damit zu tun hat (siehe Seite 183 f.).

Sie sehen also – selbst in den paar Millilitern, die da so unscheinbar im Hals sitzen, versteckt sich eine Vielzahl von unterschiedlichen Funktionseinheiten. Man kann also eigentlich gar nicht von einem homogenen Organ sprechen. Bei der Schilddrüse handelt es sich vielmehr um eine Spielwiese essenzieller Hormone!

DIE LETZTE ZUTAT **MACHT DAS HORMON**

Nachdem wir uns mit dem Aufbau der Schilddrüse beschäftigt haben, wissen Sie nun, dass das kleine Organ im Hals die Aufgabe hat, Hormone zu produzieren und dem Organismus zur Verfügung zu stellen. Auf den nächsten Seiten werden wir uns damit beschäftigen, wie genau das vonstatten geht und welche Rolle der Stoff Jod bei der ganzen Sache spielt.

Falls Sie in den Achtzigerjahren oder früher geboren wurden, wissen Sie, dass eine jodarme Ernährung zur Bildung eines Kropfes führen kann. Den Grund dafür werden wir gleich kennenlernen. Vielleicht haben Sie auch schon davon gehört, dass die Behörden in Gebieten um Atomkraftwerke empfehlen, Jodtabletten vorrätig zu halten. Auch darauf werden wir später noch zurückkommen. Heute gibt es den Jodmangelkropf, wie das Krankheitsbild treffend genannt wird, nicht mehr so häufig. Schließlich gibt es mittlerweile in jedem Supermarkt jodiertes Speisesalz zu kaufen. Der Bedarf an Jod wird also durch die ganz normale Ernährung gedeckt. Jod ist ein essenzieller Stoff bei der Herstellung von Schilddrüsenhormonen. Erst das Jod macht aus einem mehr oder weniger nutzlosen Protein ein hochfunktionelles Hormon. Wenn man bedenkt, dass es sich beim Jod lediglich um ein winziges Atom handelt, ist das sehr bemerkenswert. So kann ein einzelnes kleines Teilchen, das – schaut man sich dessen atomare Struktur genau an – zu über 99 Prozent aus überhaupt nichts besteht (zwischen Atomkern und den Schalen befindet sich ein Vakuum, also nichts), nicht nur beeinflussen, ob wir Verstopfung haben oder Durchfall, sondern es entscheidet auch darüber, ob es beim romantischen Rendezvous bleibt oder ob man sich danach doch noch bei ihr oder ihm trifft ... Schauen wir uns also an, was genau das Element Jod so unvergleichlich wichtig für unseren gesamten Stoffwechsel macht.

Die Schilddrüsenhormone

Grundsätzlich existiert eine ganze Reihe von unterschiedlichen Schilddrüsenhormonen, die wichtigsten sind Thyroxin und Triiodthyronin. Weil diese Namen nicht sonderlich eingängig sind, nutzen wir Mediziner die Abkürzungen T4 für Thyroxin und T3 für Triiodthyronin. Die Zahlen drei und vier stehen hier für die Anzahl der Jodatome, die im komplizierten Geflecht der Hormone, bestehend aus sogenannten Aminosäuren und aromatischen Ringen (siehe Infobox, unten), eingeflochten werden. Das Jod dient sozusagen als eine Art Klebstoff für die anderen Bestandteile des Hormons. Verantwortlich für das Verbinden der Jodatome mit dem Hormongerüst ist das Enzym Thyreoperoxidase, kurz TPO. Dieser Biokatalysator wird uns im Laufe des Buches noch ein paarmal begegnen (siehe Seite 64). Ohne ihn könnten wir so viel Jod essen, wie wir wollten, es würde trotzdem kein einziges Hormon dabei herauskommen. Der gesamte Vorgang der Hormonsynthese (also der Bildung von Hormonen) ist natürlich ungleich kompli-

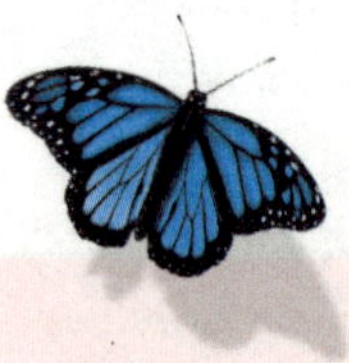

Info

BAUSTEINE DES LEBENS

Vielleicht erinnern Sie sich noch an den Biologieunterricht in der Schule? Da lernt man: Aminosäuren sind die Bausteine des Lebens. Aus ihnen kann der Körper unglaublich viele verschiedene Stoffe produzieren, die dann, ausgestattet mit ein paar schmissigen Extras wie beispielsweise den aromatischen Ringen, einen Stoff ergeben, den man Enzym oder eben auch Hormon nennt.

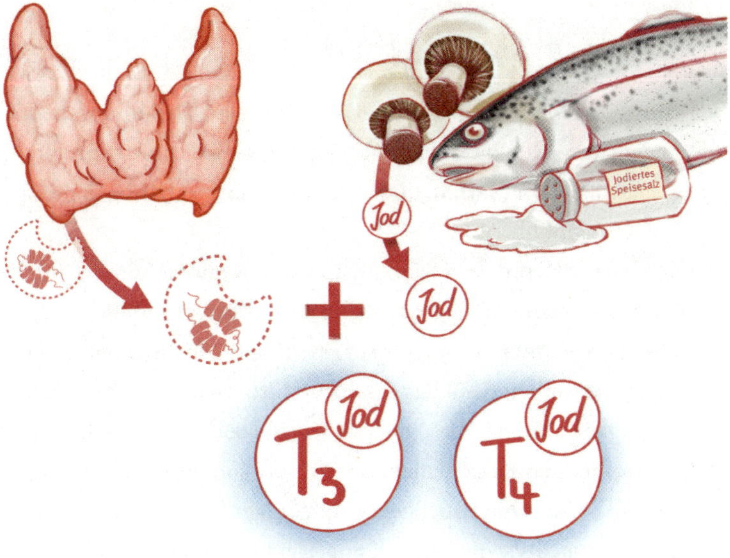

Nur mithilfe von Jod, das über die Nahrung aufgenommen wird, können aus Vorläufermolekülen die Hormone T3 und T4 entstehen.

zierter. Es spielen noch viele Neben- und Unterhormone eine Rolle, die für das Verständnis der wichtigsten Schilddrüsenkrankheiten aber keine Bedeutung haben.

Von den beiden Haupthormonen, dem T3 und dem T4, ist Ersteres mit Abstand das biologisch aktivere. T4 ist eher der Hormonfaulenzer. Trotzdem schüttet die Drüse ungefähr 80 Prozent T4 und nur 20 Prozent T3 aus. Das macht auch Sinn, denn andernfalls wären wir immer sofort auf Hochtouren, wenn die Hormone den sicheren Hafen der Schilddrüse verlassen und im Körper auf Wanderschaft gehen. Die Faulheit des T4 ist sozusagen ein wichtiger zusätzlicher Schutzmechanismus. Erst wenn T4 die Zielzelle erreicht hat, wird es dort, wiederum mithilfe von Enzymen, in T3 umgewandelt, das den Laden dann so richtig rockt.

DIE STEUEREINHEIT SITZT GANZ TIEF IM GEHIRN

Stellen Sie sich mal vor, die Schilddrüse könnte schalten und walten, wie sie möchte: »Hey, da ist ein bisschen Jod, super! Lass uns Hormone herstellen, bis wir platzen, und den Körper mal so richtig damit fluten. Yippieyeahhhh!«
Diesen Zustand nennt man Schilddrüsenautonomie, er kommt durchaus vor und ist hochgradig gefährlich. Denn selbstverständlich muss so ein wichtiges und sensibles Organ wie die Schilddrüse kontrolliert und gesteuert werden. Und das geschieht dort, wo die Schaltzentrale für alle Organe sitzt, nämlich im Gehirn. Und auch dort wurde diese Aufgabe nicht einer Region allein übertragen, sondern nochmals so aufgeteilt, dass verschiedene Ebenen an der Steuerung beteiligt sind, damit auch ja nichts schiefgehen kann. Tief im Gehirn, ungefähr auf der Linie zwischen Ohr und Ohr sitzt eine Region, die sich Hypothalamus nennt. Dort nimmt alles seinen Anfang. Der Hypothalamus ist dafür verantwortlich zu berechnen, wie viele Hormone die Drüse ausschütten darf. Auf den ersten Blick ist das doch ziemlich skurril, dass da eine Region irgendwo in den Tiefen unseres Schädels zu sagen hat, was im Hals gerade abgeht.

Hypothalamus, Hypophyse und Co.

Der Hypothalamus ist ein ziemlich gut durchblutetes Areal. Das ist nicht nur wichtig, um genug Sauerstoff ins Gehirn zu bringen, sondern auch, um dem Gehirn genug Informationen über den Körper, für den es die Verantwortung trägt, zu überbringen. Der Hypothalamus kann nämlich messen, wie viele Hormone von der Schilddrüse zu einem bestimmten Zeitpunkt ausgeschüttet werden – eine tolle Leistung, wenn man bedenkt, dass es sich nur um einen winzig kleinen

Teil des Gehirns handelt, kaum größer als eine Ein-Cent-Münze. Der Hypothalamus misst aber nicht nur, er interpretiert auch. Je nachdem, ob also die Konzentration an T3 oder T4 zu hoch oder zu niedrig ist, reagiert er postwendend und schüttet seinerseits ein Hormon mit dem Namen Thyroid Releasing Hormone (TRH) aus. TRH muss keine große Strecke zurücklegen, denn es ist im Grunde eine Art WhatsApp-Nachricht an Hypothalamus' Nachbarin, die Hypophyse, auch als Hirnanhangsdrüse bezeichnet.

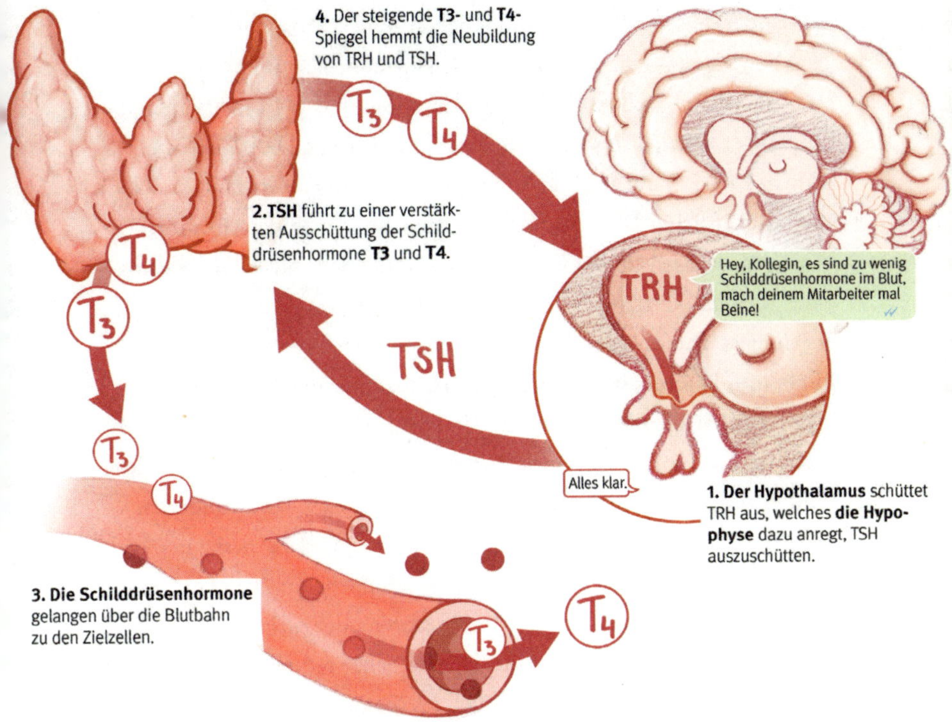

Die Schilddrüse ist auf die Steuerung von oben angewiesen. Nur wenn Hypothalamus und Hypophyse die richtigen Signale geben, werden Hormone in ausreichendem Maß produziert und freigesetzt.

Erreicht viel TRH den kleinen Zipfel im vorderen, unteren Hirnbereich, dann ist die Message klar: »Hey, Kollegin, es sind zu wenig Schilddrüsenhormone im Blut, mach deinem Mitarbeiter mal Beine!« »Alles klar!«, antwortet die Hypophyse umgehend und schreibt ihrerseits wieder eine WhatsApp-Nachricht an den arbeitsscheuen Mitarbeiter, die Schilddrüse. Die Kurznachricht der Hirnanhangsdrüse besteht wieder aus einem Hormon, und das heißt Thyroid Stimulating Hormone (TSH). Wenn Sie unter Schilddrüsenproblemen leiden, ist Ihnen das TSH sicher ein Begriff, denn der Arzt bestimmt dessen Gehalt im Blut regelmäßig, um sich ein Bild über die Arbeit Ihrer Schilddrüse oder den Erfolg der Hormonbehandlung zu machen.

TSH bewirkt, dass die Schilddrüse die Hormone T3 und T4 ausschüttet. Außerdem beschleunigt es die Umwandlung von T4 in T3 an den Empfängerzellen, also so gut wie überall im Körper. Die genauen Effekte des TSH in der Schilddrüse sind momentan Gegenstand heftiger wissenschaftlicher Diskussionen. Dachte man früher, das Hormon würde das Wachstum der Schilddrüse stimulieren und so zur Bildung eines Kropfes beitragen, so existieren heute einige Versuchsreihen, die gegen diese Theorie sprechen. Sicher ist, dass TSH die Aufnahme von Jod in die Schilddrüse fördert, wodurch besonders viele Hormone gebildet werden können. Die durch das TSH frei gewordenen Schilddrüsenhormone T3 und T4 schwärmen nun über die Blutbahn in den gesamten Körper aus und gehen ihren Aufgaben nach. Unter anderem sagen sie dem Hypothalamus – also jener Region im Hirn, die in der Lage ist, die Konzentration der Hormone zu messen und zu bewerten, ob sie den Bedürfnissen des Körpers genügen oder nicht –, dass wieder genug Hormone da sind. Dies führt zu einer reduzierten Ausschüttung von TRH, TSH und schließlich T3 und T4. Man nennt diesen Mechanismus »negatives Feedback«, und er kommt in der Natur immer dann vor, wenn es besonders wichtig ist, die Konzentration bestimmter Stoffe in einem sehr engen Rahmen stabil zu halten.

DER EINFLUSS DER SCHILDDRÜSENHORMONE AUF DEN KÖRPER

Nachdem wir uns nun einen Überblick darüber verschafft haben, was Schilddrüsenhormone eigentlich sind, wie sie gebildet werden und wie ihre Freisetzung durch die Schilddrüse streng kontrolliert wird, ist es an der Zeit, sich mit der Frage zu beschäftigen, weshalb sie eigentlich von so großer Wichtigkeit sind.
Vorrangige Aufgabe der Schilddrüsenhormone ist die Kontrolle der Energiebilanz des Körpers. Sie sorgen dafür, dass in etwa so viel Energie verbrannt wird, wie wir zu uns nehmen – leider nur in bestimmten Grenzen, sonst wäre das Thema Diät für keinen von uns von Bedeutung. Je nachdem, in welcher Phase der Entwicklung sich der Mensch befindet, sorgen die Hormone dafür, dass entweder genug Energie zum Wachsen und Entwickeln da ist, oder, nach Abschluss der Pubertät, dass sich Energiegewinnung und Verbrauch die Waage halten. Gerade im Alter zwischen 8 und 18 braucht der Körper eigentlich immer Energie. Alles ist im Wandel. Aus einem Kind wird ein Erwachsener. Organe, die bisher einfach nur da waren, entwickeln sich, werden größer und beginnen, nach Jahren des Winterschlafs einer Funktion nachzugehen. Dass dafür Energie benötigt wird, ist klar, und die Schilddrüse muss dafür sorgen, dass diese Energie auch in den Zellen ankommt. Nichtsdestotrotz – der junge Körper ist unersättlich und saugt die Hormone gleichsam auf, sodass der Hypothalamus (zur Erinnerung: der Bereich im Gehirn, der die Produktion der Schilddrüsenhormone steuert) denkt, die Schilddrüse produziere nicht genug. Infolgedessen steigt der TRH-Wert und daraus resultierend auch der TSH-Wert bei Jugendlichen an und ist mit dem eines Erwachsenen eigentlich nicht vergleichbar. Das führte in der Vergangenheit oft zu Fehlinterpretationen der Laborwerte und leider zu unnützen Behandlungen von Heranwachsenden mit Schilddrüsenhormonen.

Ich sehe in meiner täglichen Praxis häufig Patienten, die seit der Pubertät Hormone nehmen und bei denen sich nach eingehender Untersuchung herausstellt, dass sie gar keine gebraucht hätten.
Die Wirkung der Hormone auf unsere Organe ist extrem vielfältig und in ihrer Gesamtheit bis heute auch noch immer nicht vollständig verstanden. Im Folgenden möchte ich Ihnen die allerwichtigsten und für den Patienten ausschlaggebenden Wirkungsweisen der Schilddrüsenhormone kurz erläutern.

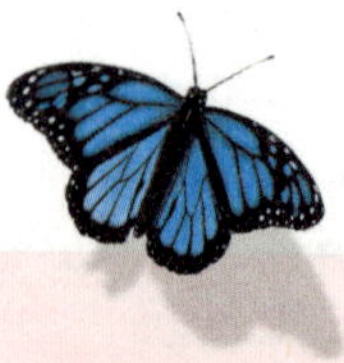

Info

VORSICHT BEIM ABSETZEN VON SCHILDDRÜSENHORMONEN!

Auch wenn manche Patienten (aus welchen Gründen auch immer) Schilddrüsenhormone einnehmen, ohne dass es einen medizinischen Grund dafür gibt – sie einfach abzusetzen kann tödlich sein! Die Schilddrüse ist ein behäbiges Organ und gewöhnt sich schnell an von außen zugeführte Hormone. Weil weder Schilddrüse noch Gehirn wissen, dass der Patient Pillen schluckt, geht der gesamte Organismus davon aus, dass die kleine Menge, die produziert wird, ausreicht. Die Schilddrüse wird also durch die Einnahme von Schilddrüsenmedikamenten unterdrückt. Setzt man die einfach ab, ist das Organ nicht in der Lage, den plötzlichen Mangel zu kompensieren. Schließlich wurde Kurzarbeit eingelegt, die Belegschaft in Zwangsurlaub geschickt. Es dauert Wochen und Monate, bis die eigenen Ressourcen der Schilddrüse wieder so weit hochgefahren sind, dass der Körper ganz ohne Pillen auskommt. Das Ausschleichen der Hormone darf also nur unter strenger ärztlicher Kontrolle erfolgen!

Das Herz-Kreislauf-System

Schilddrüsenhormone sind in der Lage, bestimmte Rezeptoren in den Wänden der Blutgefäße und im Herzen zu regulieren. Dabei sorgen sie für einen vermehrten Einbau sogenannter Beta-Rezeptoren und reduzieren die Zahl der Alpha-Rezeptoren. Auf diese Weise unterstützen sie das sympathische Nervensystem, das diese Rezeptoren unbedingt benötigt. Die Hormone dieses wichtigen Fluchtreflex-Systems, Adrenalin und Noradrenalin, binden sich nämlich an Alpha- und Betarezeptoren und sorgen für eine Erhöhung von Blutdruck, Herzfrequenz und Herzschlagvolumen. Indem also die Schilddrüsenhormone die dämpfenden Rezeptoren runter- und die stimulierenden Rezeptoren hochregeln, erhöhen sie Herzfrequenz und Blutdruck und damit die Herzleistung im Allgemeinen.

Das Fettgewebe

Die gute Nachricht ist: Schilddrüsenhormone lassen unsere Fettreserven schmelzen. Unkontrollierte Gewichtszunahme kann ihre Ursache in einer Schilddrüsenunterfunktion haben. Ich sage hier bewusst »kann«, denn nicht selten kommen Patienten zu mir, die bei sich selbst eine solche Unterfunktion diagnostiziert haben, allerdings lediglich unter den Folgen einer vermehrten Kalorienaufnahme leiden. Da Schilddrüsenhormone für alles verantwortlich sind, was dem Körper irgendwie Energie liefert, fördern sie natürlich auch die Verbrennung von Fetten, ein Vorgang, bei dem Energie frei wird.

Und jetzt die schlechte Nachricht: Das Zuführen von Schilddrüsenhormonen in Form von Medikamenten mit dem Ziel, dadurch abzunehmen, bringt leider gar nichts. Die gewichtsregulierende Wirkung der körpereigenen Hormone scheint den synthetisch hergestellten Hormonen nicht zu eigen zu sein. Insofern bringt es überhaupt nichts, die Medikamente einzunehmen, weil man sich einen positiven Effekt auf das eigene Körpergewicht erhofft.

Das Verdauungssystem

Auch in Sachen Verdauung beschleunigen die Hormone alles, was dazu dient, schnell und möglichst effizient Energie zu gewinnen. Dabei sorgen die kleinen Booster nicht nur für eine gesteigerte Freisetzung von Insulin durch die Bauchspeicheldrüse, was sich direkt auf unsere Zellen auswirkt, da es die Verfügbarkeit von Zucker erhöht, sondern wirken auch motilitätssteigernd, beschleunigen also die Verdauung. Es ist somit nicht schwer zu verstehen, wieso Patienten mit Schilddrüsenüberfunktion häufig an Durchfällen leiden, während eine Unterfunktion eher Verstopfungen auslöst.

Die Haut

Die Schweißdrüsen in der Haut werden durch Schilddrüsenhormone angeregt. Bei der durch die Hormone initiierten Energiegewinnung wird Wärme frei. Die vermehrte Produktion von Schweiß hilft dem Körper dabei, die Haut abzukühlen und die Körpertemperatur auf diese Weise stabil zu halten.

Gehirn und Psyche

Wie genau Schilddrüsenhormone auf unsere Psyche wirken, ist bisher noch ungeklärt. Tatsache ist aber, dass sie es tun.
Ohne die Hormone steht auch dem Gehirn weniger Energie zur Verfügung, und es muss seine Tätigkeit auf ein Minimum reduzieren. Die Betroffenen werden dadurch träge, verlieren ihre Motivation und Lebensfreude und erkranken im schlimmsten Fall an einer Depression.

Die Abklärung des Schilddrüsenhormonstatus gehört daher zu den Basisuntersuchungen, wenn es um die Ursachenforschung bei (neu aufgetretenen) Depressionen geht.

Aufrechterhaltung der Körpertemperatur

Die Erhöhung des Stoffwechselumsatzes hat eine ganz logische Folge: Es entsteht Energie. Wenn Sie sich an die Grundregeln der Thermodynamik erinnern, dann wissen Sie, dass Energie letztendlich immer zu Wärme wird. Da macht unser Körper keine Ausnahme. Die vielen Stoffwechselreaktionen, also die Verbrennung von Glukose, die Umwandlung von Fett und Glykogen und noch unzählige andere, hochkomplexe biochemische Vorgänge setzen Energie frei, mit deren Hilfe der Körper alle biologischen Funktionen am Leben hält. Denn nichts geht ohne Energie. Alles, was übrig bleibt, wird in Wärme umgewandelt. Und diese Wärme nutzt der Körper, ganz das effektive System, das er ist, um sich warm zu halten. Ohne Schilddrüsenhormone wäre das biologische System der gleichwarmen Wirbeltiere überhaupt nicht möglich. Bei Patienten mit Schilddrüsenüberfunktion kehrt sich dieser Vorteil um. Sie haben die Fähigkeit zur Wärmeregulation ein Stück weit verloren und schwitzen ständig.

Das blutbildende System

Schilddrüsenhormone haben auch einen Einfluss auf das Blut. Insbesondere die roten Blutkörperchen werden von den kleinen Stoffwechselboostern geradezu gepusht. So steht dem Körper durch die Regulation bestimmter Enzyme deutlich mehr Energie zur Verfügung. Außerdem wird den Organen durch die Erythrozyten (so der Fachbegriff für rote Blutkörperchen) transportierter Sauerstoff freigiebiger zur Verfügung gestellt.

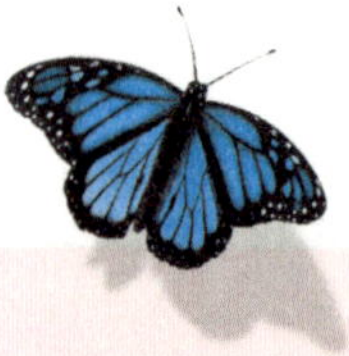

Extra

PATIENTENGESCHICHTE

Ich erinnere mich noch sehr gut an ein Ereignis, das mir gezeigt hat, wie wichtig die Schilddrüsenhormone für das Seelenheil des Menschen sind. Es geschah während meiner Arbeitszeit auf der Intensivstation. Eine Patientin musste sich von einer schweren Operation erholen, was irgendwie nicht richtig gelingen wollte. Körperlich war, zugegebenermaßen nach langem Leidensweg, endlich wieder alles in Ordnung. Trotzdem war die Patientin kaum ansprechbar, ließ sich nicht mobilisieren, und an eine Entlassung von der Intensivstation war nicht zu denken. Immer wieder benötigte sie kreislaufunterstützende Medikamente. Vom Beatmungsgerät hatten wir die Patientin schon lange entwöhnt, was üblicherweise eine zügige Besserung der Gesamtsituation zur Folge hat. Wir wussten irgendwann nicht mehr weiter, also besprachen wir uns und nahmen die Frau medizinisch völlig auseinander. Und da fiel es uns auf: Sie hatte vor der OP, die eigentlich eine kleine hätte werden sollen, aufgrund zahlreicher Komplikationen dann aber in einem Martyrium für alle Beteiligten endete, nicht erwähnt, dass ihre Schilddrüse nicht mehr funktionierte und sie täglich Hormone einnehmen musste. Nach der OP lag die Patientin tagelang im Koma und hatte so keine Möglichkeit mehr, uns zu informieren. Auch ihr Mann erinnerte sich nicht an dieses Detail. Weil aber Schilddrüsenpatienten ihre Hormone auf keinen Fall von jetzt auf gleich absetzen dürfen, war die Patientin praktisch im kalten Entzug. Ihr Körper konnte nicht mehr auf die Schilddrüsenhormone zurückgreifen und hatte kaum noch Energie zur Verfügung. Nachdem wir mit der Gabe von Schilddrüsenhormonen begonnen hatten, verbesserte sich ihr Zustand täglich. Zwei Wochen nach ihrer Entlassung brachte sie uns einen selbst gebackenen Kuchen auf die Intensivstation. Die Hormone hatten sie geheilt.

Die Sexualfunktion

Ohne die kleinen Helfer aus der Schilddrüse läuft im Bett gar nichts. Es steht dem Körper einfach nicht genug Energie zur Verfügung, also bleiben die Hose an und der Gürtel zu. Denn wenn es ums nackte Überleben geht, dann denkt keiner an Sex. Im Umkehrschluss heißt das aber nicht, dass Patienten, die unter einer Überfunktion leiden, gleichzeitig auch ein unruhiges Becken besitzen. Wenn nämlich der Körper mehr verbrennt, als ihm zur Verfügung steht, dann ist Fortpflanzung auch nicht unbedingt biologisch sinnvoll. Und so bleibt die nicht ganz ernst gemeinte Feststellung, dass die Schilddrüse in jeder Hinsicht die sexuelle Chemie ihrer Besitzer bestimmt. Hat er eine Unterfunktion, hat sie keine Lust, weil die Unterfunktion das generelle Erscheinungsbild des Partners ungünstig beeinflussen kann. Leidet sie unter einer Unterfunktion, dann hat sie keine Lust, weil sie eben an einer Unterfunktion leidet ...

Entwicklung und Reifung im Mutterleib und im Kindesalter

Eine Fehlfunktion der Schilddrüse kann ein Grund für Unfruchtbarkeit sein. Menschen mit diesen Problemen sollten sich unbedingt in diese Richtung untersuchen lassen.
Dieser Umstand ist ein Schutzfaktor für den Säugling, denn ohne die Hormone des Schmetterlings im Hals kann sich das kleine Wesen nicht entwickeln. Schilddrüsenhormone sind essenziell für so gut wie alle Stadien der embryonalen Entwicklung. Was da genau vor sich geht, konnte man bisher nicht richtig erforschen, da es sich hier um ethisch verwerfliche Experimente handeln würde. Beispielsweise wie bestimmte Hormone auf die Entwicklung eines Fötus wirken. Was wir aber wissen, ist, dass Neugeborene, die unter einer angeborenen

Info

UNERFÜLLTER KINDERWUNSCH

Versuchen Sie schon seit Längerem erfolglos, schwanger zu werden? Bevor Sie teure und zum Teil in Deutschland nicht zugelassene Lösungskonzepte in Erwägung ziehen, lassen Sie Ihren Hormonstatus überprüfen. Patientinnen mit unbehandelter Schilddrüsenunterfunktion können in der Regel keine Kinder bekommen.

Schilddrüsenfunktionsstörung leiden, ebenfalls schwerwiegende Einschränkungen verkraften müssen. Ein unerkanntes Fehlen der Hormone zum Zeitpunkt der Geburt, wie es bei der seltenen Agenesie, dem völligen Fehlen der Schilddrüse, vorkommt, führt zum sogenannten Kretinismus (siehe Infobox, Seite 35). Hier entwickeln sich die Kinder physiologisch nicht richtig und müssen mit schweren geistigen und körperlichen Schäden leben. Bereits im Mutterleib bekommt der Nachwuchs dann deutlich zu wenig Hormone – aber er bekommt sie. Denn mütterliche Schilddrüsenhormone können die Plazenta passieren. Allerdings ist die Konzentration an Schilddrüsenhormonen im Körper eines Embryos mit angeborener Agenesie der Drüse deutlich geringer als bei einem gesunden Kind. Das führt bereits während der embryonalen Entwicklung zu Symptomen wie großer Zunge, Nabelbrüchen und schlecht zusammenwachsenden Kopfnähten. Haben Sie selbst bereits ein Kind? Dann wissen Sie, dass relativ zügig nach der Geburt sofort etwas Blut abgenommen wird. Hier schauen die Ärzte nicht nur, ob mit den Blut- und Zuckerwerten alles in Ordnung ist, sondern machen sich auch ein genaues Bild über die Höhe der Schilddrüsenhormone im kleinen Körper. Damit ist das Problem des Kretinismus glücklicherweise in unserer Gesellschaft sehr selten geworden.

Im Ernstfall kann man sofort reagieren und die Hormone ersetzen. Die Kinder entwickeln sich dann völlig normal. Vor dem Einsatz dieser wirklich sinnvollen Untersuchung war der Kretinismus aber ein echtes Problem. Wenn Sie also planen, in nächster Zeit ein Kind in die Welt zu setzen, oder sogar schon schwanger sind, dann wundern Sie sich nicht, wenn das Kleine ziemlich bald nach der Geburt mit der Nadel gepikst wird. Das geschieht zu seinem Besten und kann im Extremfall eine lebenslange Beeinträchtigung verhindern.

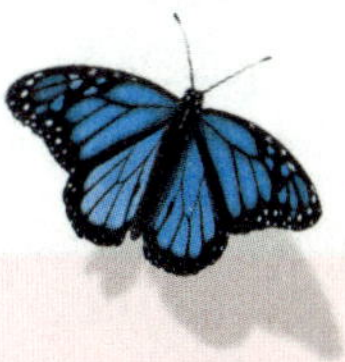

Info

KRETINISMUS

Unter Kretinismus versteht man einen Symptomkomplex, der auf das völlige Fehlen von Schilddrüsenhormonen nach der Geburt zurückzuführen ist. Die Symptome entwickeln sich langsam, da das kindliche Blut anfangs noch mit den Hormonen der Mutter gesättigt ist. Erst nach und nach fällt der Spiegel der lebenswichtigen Moleküle, und die Erkrankung bricht aus. Der in unseren Breiten so gut wie ausgerottete Kretinismus zeigt sich in einer starken mentalen Behinderung. Werden keine Hormone gegeben, dann erreichen die Kinder einen IQ um die 50, leiden unter verzögertem Wachstum, Sprachstörungen und motorischen Defiziten. Ursachen liegen meist in einem mütterlichen Jodmangelsyndrom. Auch andere Zustände, wie das völlige Fehlen der Schilddrüse, können jedoch einen Kretinismus verursachen.
Vielleicht kennen Sie den Begriff *»Kretin«*, der als Schimpfort benutzt wird und so viel heißt wie *»missgestalteter Schwachsinniger«*. Bevor man wusste, um was es sich genau handelt, wurden die Patienten als »Minderbemittelte« betrachtet und gesellschaftlich ausgegrenzt.

VERTEILT AUF DIE GANZE DRÜSE: DIE C-ZELLEN

Die Produktion von Schilddrüsenhormonen ist nicht die einzige Aufgabe der Schilddrüse. Ihr kommt außerdem noch die Bereitstellung eines ganz anderen Hormons zu, das nicht so oft im Rampenlicht steht, aber trotzdem sehr wichtig für unseren Körper ist: Calcitonin. Es wird in den sogenannten C-Zellen der Schilddrüse hergestellt.
Diese Zellen sind überall in der Schilddrüse verteilt, aber haben mit der Produktion von Schilddrüsenhormonen rein gar nichts zu tun. Dementsprechend sind sie auch nicht der Regulation durch das Hormon TSH unterworfen. Auch embryologisch betrachtet, handelt es sich bei den C-Zellen streng genommen um ein völlig anderes Organ. Räumlich befinden sich die kleinen Freunde aber in der oder um die Schilddrüse herum. Das von den C-Zellen ausgeschüttete Hormon Calcitonin ist ein wichtiger Regulator des Kalziumstoffwechsels und dafür verantwortlich, die Konzentration von Kalzium im Blut zu reduzieren. Sein Gegenspieler, das Parathormon (PTH), wird in den Nebenschilddrüsen gebildet und sorgt für die Freisetzung von Kalzium aus den Knochen.

Calcitonin als Tumormarker

Ein ausgeglichenes Verhältnis zwischen Parathormon und Calcitonin ist extrem wichtig, da sich bei Störungen eine Krankheit entwickeln kann, die wir gemeinhin als Osteoporose kennen. Während also das Calcitonin dabei hilft, Kalzium in die Knochen einzulagern, löst das Parathormon das Kalzium wieder heraus, was besonders dann wichtig ist, wenn der Kalziumspiegel im Blut zu niedrig ist. Der muss nämlich in sehr engen Grenzen immer gleich sein, weil sonst wichtige Funktionen, wie etwa der Nerven oder auch Muskeln, schwer gestört werden.

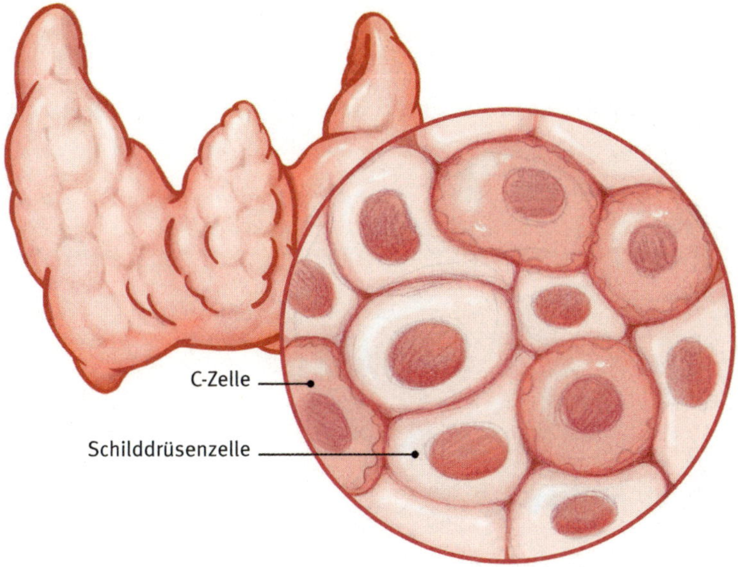

Die C-Zellen befinden sich verstreut in der gesamten Schilddrüse. Ihre Aufgabe ist die Freisetzung des Hormons Calcitonin, das mit der normalen Schilddrüsenfunktion nichts zu tun hat.

Die C-Zellen der Schilddrüse können entarten und spezielle bösartige Tumoren, die sogenannten medullären Schilddrüsenkarzinome, bilden, die oft im Rahmen von familiären Tumorerkrankungen auftreten. In diesem Zusammenhang wird Calcitonin auch als sogenannter Tumormarker genutzt. Misst man nämlich den Calcitoninspiegel im Blut, dann liegt der normalerweise immer ungefähr in einem Bereich unter 10 ng/l. Wird dieser Wert jedoch überschritten, dann muss der Arzt besonders aufmerksam nach den Ursachen suchen. Neben dem medullären Schilddrüsenkarzinom können auch eine Leberzirrhose oder andere bösartige Tumoren, die sogenannten neuroendokrinen Tumoren, einen erhöhten Calcitoninspiegel verursachen, weshalb man den Wert mit Bedacht interpretieren sollte.

Wenn der Schmetterling krank wird

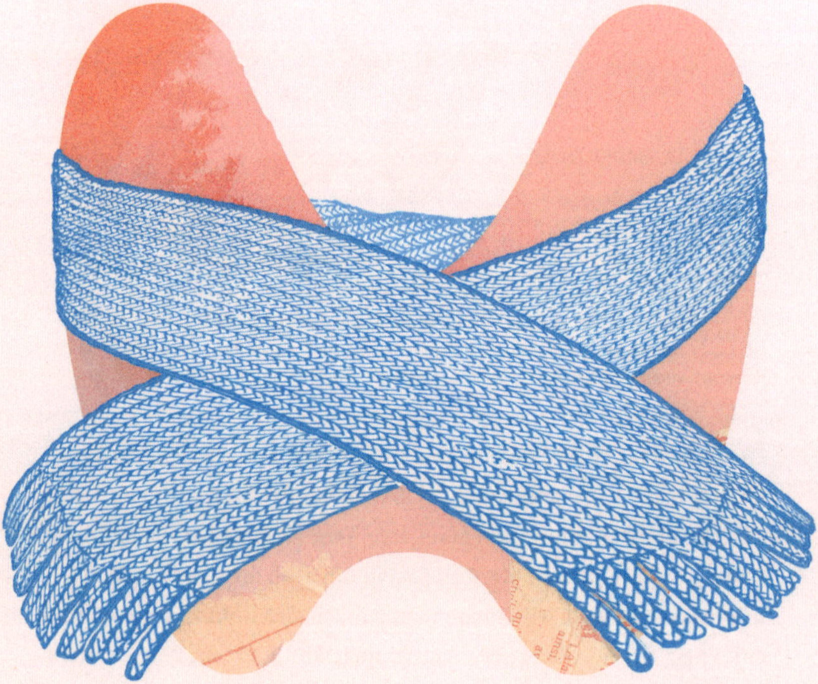

Unterschiedliche Beschwerden

Die Schilddrüse ist ein winziges, jedoch extrem wichtiges Organ. Wir haben die Aufgaben und die komplizierte Steuerung unseres kleinen Halsorgans jetzt ausgiebig besprochen. Bei so viel Verantwortung fällt es nicht schwer zu verstehen, wie dramatisch es werden kann, wenn die Drüse nicht richtig funktioniert. Die Folgen eines Mangels an Schilddrüsenhormonen für den Säugling, den Kretinismus (siehe Seite 35), haben wir bereits kennengelernt. Aber auch für uns Erwachsene hat es durchaus Konsequenzen, wenn die Hormone im Ungleichgewicht sind. Auch wenn wir uns in den nächsten Kapiteln noch mal genauer mit den Themen Über- und Unterfunktion beschäftigen werden, möchte ich in diesem Kapitel einen Überblick darüber geben, was passiert, wenn sich das Gleichgewicht im Hals verschiebt.
Denn eines ist natürlich ganz klar: Wegen des extrem komplexen Wirkspektrums im gesamten Körper hat eine Schilddrüsenfunktionsstörung nicht nur Auswirkungen auf einige wenige Organe, sondern schlichtweg auf alle. Vereinfacht gesagt, ist die Aufgabe dieses winzigen Organs doch unglaublich schwierig und die damit einhergehende Verantwortung riesig. Schließlich steht dem Körper jeden Tag eine gewisse Menge Energie zu Verfügung. Diese Energie muss aber irgendwie aufgeteilt werden. Das Herz schreit laut: »Ich!«, das Gehirn kann nicht genug bekommen und Muskeln und Darm schlagen Alarm, weil sie finden, dass sie bei der Verteilung der so unendlich wichtigen Ressource Energie benachteiligt werden. Für die gerechte, will heißen bedarfsorientierte Verteilung gibt es die Schilddrüse. Und wenn die streikt, dann herrscht plötzlich eine Energieflaute – überall.

DER KROPF – KLASSISCHES ZEICHEN DER SCHILDDRÜSENERKRANKUNG

Wir alle kennen Sprüche wie: »Das ist so überflüssig wie ein Kropf!« oder »Zwischen Hals und Kopf sitzt noch immer der Kropf«. Der Kropf, auf Medizinerdeutsch auch *Struma* genannt, ist das Kardinalszeichen einer Schilddrüsenerkrankung und war früher die einzige Möglichkeit für den Arzt, eine Unterfunktion zu diagnostizieren.
Eine Unterfunktion? – Ja, genau.
Denn wenn die Schilddrüse wächst, so liegt nicht immer eine Überfunktion zugrunde, wie man zuerst denken mag, sondern tatsächlich ein Mangel an Schilddrüsenhormonen.
Erinnern wir uns noch mal kurz daran, wer die Kontrolle über die Tätigkeit der Schilddrüse hat. Wer war das noch mal? Ach ja, das Gehirn. Und dort im Speziellen der Hypothalamus, der TRH an die Hypophyse schickt (die WhatsApp des Hypothalamus). Die Hypophyse übermittelt wiederum der Schilddrüse eine Nachricht: »Produziere mehr Hormone, wachse!«
Und das tut unser kleiner Freund im Hals dann auch aus Leibeskräften. Da die Hormone so wichtig sind, ist es essenziell, dass sie in ausreichender Menge produziert werden. Das weiß die Schilddrüse. Was sie allerdings nicht weiß, ist, dass sie ihren Auftrag gar nicht ausführen kann, egal wie sehr sie sich auch bemüht. Denn eine der Hauptzutaten fehlt: das Jod.

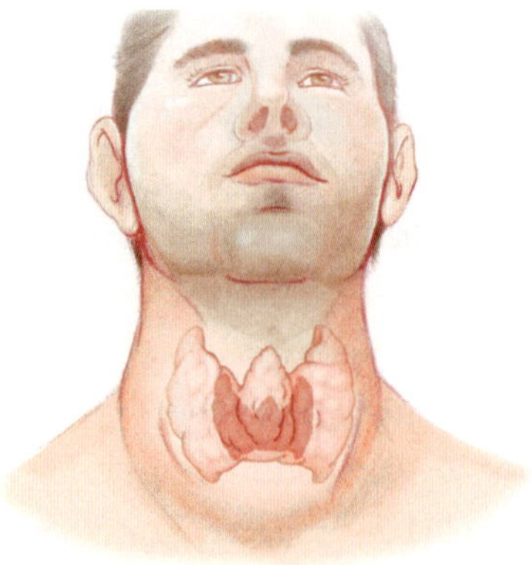

Früher war der Kropf das prägnanteste Merkmal der Schilddrüsenerkrankung. Heute sieht man solche Patienten glücklicherweise nur noch selten.

Extra

PATIENTENGESCHICHTE: UNGEKLÄRTE DEPRESSION

Vor ein paar Monaten kam ein Patient zu mir in die Praxis, der mich darum bat, mit ihm einen Wiedereingliederungsplan zu besprechen. Der Mann erholte sich gerade von einer schweren Depression, ausgelöst durch die Trennung von seiner langjährigen Lebensgefährtin. Nur eine Psychotherapie und starke Antidepressiva konnten ihm helfen, den Alltag wieder einigermaßen in den Griff zu bekommen. Nachdem das Schlimmste überstanden war, beschloss mein Patient einen Wohnortwechsel. Der Wiedereingliederungsplan sollte dann mit dem neuen Arzt vor Ort besprochen werden. Der neue Arzt war ich. Wie immer bei neuen Patienten beschloss ich, mir erst einmal ein Gesamtbild zu machen. Ich nahm Blut ab, schrieb ein EKG und führte eine Ultraschalluntersuchung durch. Am nächsten Tag bekam ich nicht nur das Blutbild, die Leber- und Nierenwerte auf den Schreibtisch gelegt, sondern war einigermaßen überrascht, als ich den TSH-Spiegel sah. Der lag bei über 24 mU / l, war also deutlich zu hoch. Dies verriet mir, dass bei meinem neuen Patienten, für den ich eigentlich nur die Wiedereingliederung organisieren sollte, eine massive Schilddrüsenunterfunktion vorlag. Nun lässt sich eine schwere Depression nicht eins zu eins auf eine Schilddrüsenunterfunktion zurückführen – zumindest nicht immer. Bei meinem Patienten bewirkte die Behandlung der Unterfunktion jedoch eine massive Veränderung seiner psychischen Situation. Die Depression war nach einem halben Jahr komplett weg, zusammen mit dem behandelnden Psychiater konnten wir langsam die Antidepressiva ausschleichen, dem Patienten ging es gut. Die Kombination aus einer unerkannten Schilddrüsenunterfunktion und dem Wegbrechen der Beziehung hatte einen Teufelskreis in Gang gesetzt, der mit psychiatrischer Hilfe allein nicht zu durchbrechen war.

Wenn das Jod fehlt

Der klassische Kropf ist ein sogenannter Jodmangelkropf. Das Element Jod war nicht immer so ausreichend in unserer Nahrung zu finden wie heute. Menschen, die viel Fisch aßen, hatten im Normalfall kein Kropfproblem. Die klassischen Dorfbewohner, die ihren Alltag mit Schweinebraten und gutem deutschem Bier bestritten, nahmen allerdings viel zu wenig davon zu sich. Dadurch kam es so gut wie sicher zur Bildung eines Kropfes. Die Unterfunktion, ausgelöst durch einen Mangel des Elements, das für die Produktion der Schilddrüsenhormone essenziell ist, führt also dazu, dass der Hypothalamus denkt, die Schilddrüse produziere zu wenig Hormone. Er versucht das auszugleichen, indem er den lauten Befehl: »Produziere mehr!« immer und immer wieder vom Hirn in den Hals brüllt. Natürlich ohne Effekt, weil der Lieferant die Rohstoffe nicht zur Verfügung stellt. Glücklicherweise ist der Jodmangelkropf (Jodmangelstruma) heute eine seltener gewordene Erkrankung, denn die Nahrungsmittelproduzenten haben das Problem erkannt und unsere Speisen ausreichend mit Jod versetzt. Obwohl Deutschland trotzdem noch zu den Jodmangelgebieten gehört, ist es mittlerweile ganz gut möglich, den eigenen Jodspiegel zumindest nicht in den Keller sacken zu lassen. Besonders Salz bekommt man heutzutage kaum noch in einer jodfreien Variante. Es gibt übrigens auch Formen der Schilddrüsenunterfunktion, bei denen eine übermäßige Jodzufuhr keine besonders gute Idee ist, sodass man das Thema wirklich differenziert betrachten muss. Im nächsten Kapitel werden wir intensiv darauf eingehen.

Allerdings ist der mit einer Schilddrüsenunterfunktion einhergehende Kropf nur die eine Seite der Medaille. Die vergrößerte Schilddrüse gehört oft auch zu den klassischen Krankheitszeichen der autoimmunbedingten Schilddrüsenüberfunktion. Was das genau ist, darauf kommen wir ab Seite 94 noch ausführlich zu sprechen.

DIE UNTERFUNKTION – URSACHEN UND SYMPTOME

Eine Schilddrüsenunterfunktion (Hypothyreose) muss nicht zwangsläufig mit einem Kropf einhergehen, sie kann aber. Und zwar dann, wenn ihr ein Jodmangel zugrunde liegt, was – wie gesagt – in der heutigen Zeit nicht mehr so häufig vorkommt. Viel häufiger ist die Unterfunktion Folge autoimmuner Umbauprozesse, was dann eher zu einer Verminderung der Organgröße führt.

Menschen, deren Schilddrüse nicht optimal funktioniert, leiden an einer Vielzahl von zum Teil schwerwiegenden Problemen. Denken Sie nur mal darüber nach, welche Aufgaben das kleine Organ im Hals alle zu erfüllen hat – und jetzt fällt es einfach so aus, tritt in den Streik, will nicht mehr. Dass das Konsequenzen hat, ist wohl jedem klar.

Grundsätzliches Problem im Falle einer Schilddrüsenunterfunktion ist der herabgesetzte Energieumsatz, der bis zur Hälfte sinken kann. Das Fehlen der Hormone führt dazu, dass die auf sie angewiesenen Zellen keinen Befehl mehr zur Verbrennung von Zucker und Fetten und somit zur Bereitstellung von Energie bekommen. Gründe dafür können auf allen Ebenen der Informationsübermittlung zu finden sein. Auch eine Störung in den Tiefen des Gehirns kann zu einer Schilddrüsenunterfunktion führen. Die WhatsApp: »Zu wenig Hormone, liebe Hypophyse, weise die Schilddrüse an, Hormone zu produzieren!« kommt dann nie an. Aber auch Störungen in der Hirnanhangsdrüse, oft ausgelöst durch Infarkte oder Schädel-Hirn-Traumata, können schuld sein. Hypophyse und Hypothalamus sind nämlich nicht nur für die Schilddrüse verantwortlich, sondern steuern beispielsweise auch die Ausschüttung von Cortisol und anderen Hormonen, die verantwortlich sind für Blutdruckregulation, Immunsystem und andere Dinge.

Hauptursache der Schilddrüsenunterfunktion ist heutzutage in den meisten Fällen ein Autoimmunprozess (siehe Seite 60 f.).

Die generellen Symptome einer Unterfunktion, ganz gleich wo ihre Ursache liegt, habe ich Ihnen auf Seite 46 zusammengefasst. Klingt alles ganz schön schlimm, oder? Ist es auch. Unbehandelt kann einem die Krankheit das Leben zur Hölle machen. Das wirklich Schlimme dabei ist, dass oft unklar ist, woher das alles kommt. Die vielen Beschwerden passen nämlich oft gar nicht so richtig zusammen, ergeben für den Arzt also kein typisches Krankheitsbild. Wer denkt schon bei jemandem, der nicht so richtig abnehmen mag, eine etwas heisere

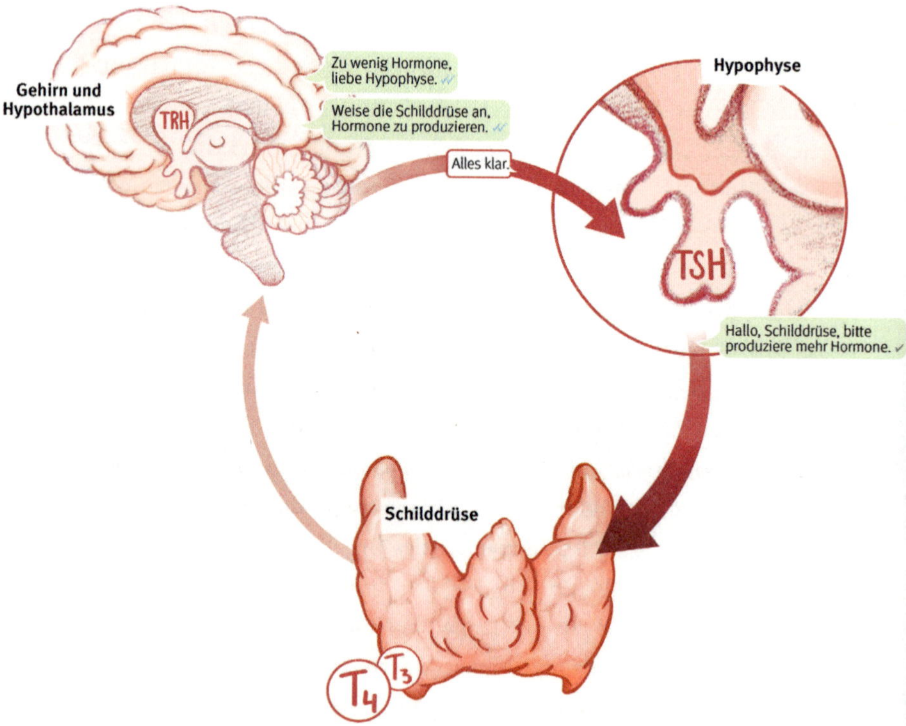

Überall auf dem Weg vom Gehirn bis zur Schilddrüse können Übermittlungsfehler auftreten, die dazu führen, dass nicht genügend Hormone gebildet werden. Natürlich kann auch die Drüse an sich beschädigt sein.

Stimme hat und auch sonst irgendwie antriebslos wirkt und Probleme mit der Libido hat, gleich an unseren kleinen Freund im Hals.
Selbst Ärzte haben bei solch diffusen und schwer einzuordnenden Symptomen so ihre Probleme. Deshalb gehört in unserer Praxis die Bestimmung der Schilddrüsenhormonwerte zum Routineprogramm. Denn das Organ ist ein Chamäleon, und oft ist der Leidensweg der Betroffenen ein langer. Ich habe mich für dieses Buch mit einer jungen Frau getroffen, die mir ihre Symptome und den Weg bis zur Diagnose genau geschildert hat. Das Interview lesen Sie ab Seite 56.
Wenn man sich nun all die Symptome genau anschaut, dann wird klar, wie unendlich komplex die Funktionsweise dieser winzigen Moleküle doch ist. Stellen Sie sich das mal vor: Die Dinger bestehen aus ein paar Atomen, in der Mitte ein bisschen Jod – und fertig. Mehr ist das nicht. Die Auswirkungen eines Mangels aber sind so frappierend, dass unsere gesamte Biochemie ins Straucheln gerät und einen völlig veränderten Menschen hinterlässt.

Einfluss auf die Psyche

Auch die Psyche wird stark von der Schilddrüse beeinflusst. Die Motivation, früh aufzustehen, die Fähigkeit, sich jeden Tag aufs Neue schweren Arbeiten zu stellen, aber auch die, sich manchmal einfach fallen zu lassen und zu entspannen – all das kann von der kleinen Halsdrüse beeinflusst werden und im Falle einer Fehlfunktion derselben zum Problem werden. Insbesondere Hashimoto-Patienten suchen den Arzt oft weniger aufgrund von körperlichen Beschwerden als vielmehr wegen eines seelischen Leidensdrucks auf.
Eine Unterfunktion kann also viele Gesichter haben und zeigt sich oft durch Symptome, die mit einem völlig anderen Organ in Verbindung gebracht werden, ihre Ursache aber sehr viel weiter oben im Körper haben ... nämlich im Hals!

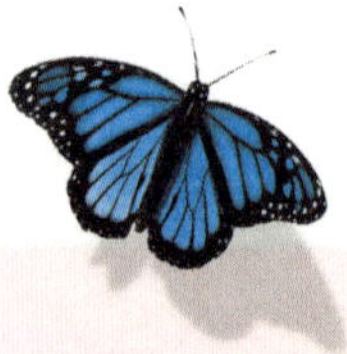

Info

SYMPTOME DER UNTERFUNKTION

Die Unterfunktion ist geprägt durch eine verminderte Fähigkeit des Körpers, Energie zu gewinnen und bereitzustellen.

Bei Erwachsenen:

- Übergewicht und gestörte Gewichtsregulation trotz verringertem Appetit
- Müdigkeit
- Neigung zur Arterienverkalkung, erhöhtes Herzinfarktrisiko
- Verlangsamter Herzschlag, reduziertes Schlagvolumen
- Neigung zu niedrigen Blutzuckerwerten
- Verstopfung
- Antriebslosigkeit bis zur Depression, reduzierte Muskeleigenreflexe
- Libidoverlust
- Ungewollte Kinderlosigkeit
- Heisere Stimme
- Aufgedunsenes Gesicht, Haarausfall
- Karpaltunnel-Syndrom
- Trockene, zum Teil schuppige Haut
- Erhöhte Kälteempfindlichkeit
- Im Extremfall: Bewusstseinseintrübung und Koma

Bei Kindern:

- Kleinwuchs
- Schwere Entwicklungsstörungen

Die Symptome, mit denen sich die Unterfunktion beim Erwachsenen zeigt, können natürlich in verschiedener Ausprägung und Intensität auch bei Kindern vorkommen.

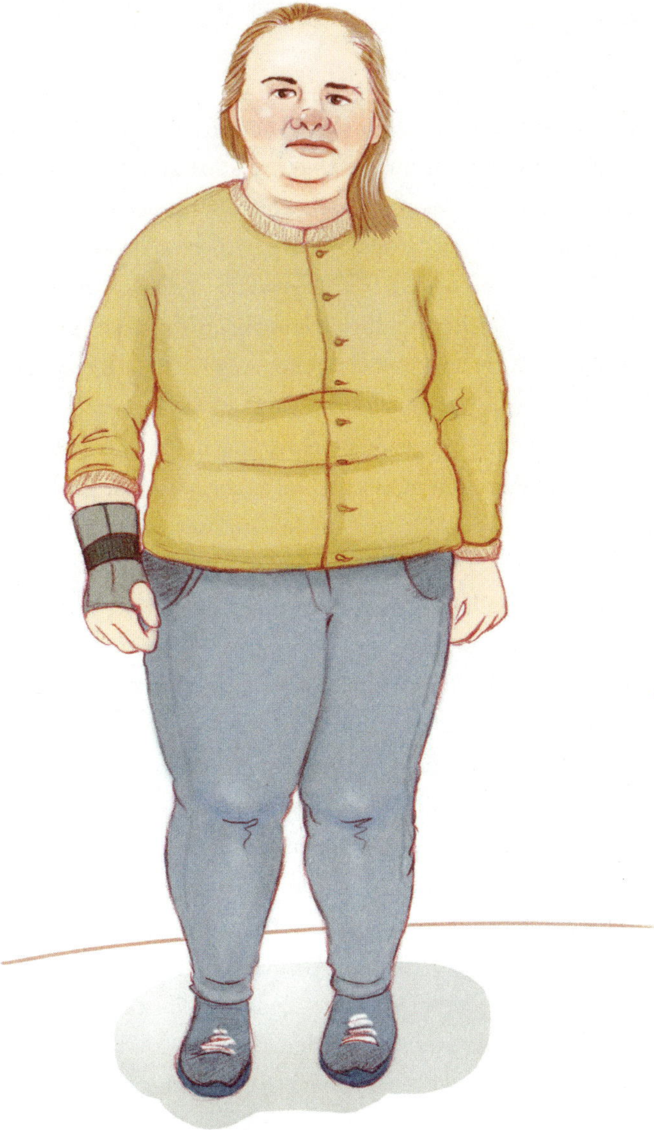

Die klassische Patientin mit Schilddrüsenunterfunktion ist etwas beleibt, träge, hat trockene und spröde Haut und neigt zum Haarausfall.

DIE ÜBERFUNKTION – URSACHEN UND SYMPTOME

Man könnte meinen, dass ein Zuviel der wichtigen Hormone doch nur gut sein kann, oder? Wenn die Unterfunktion zu solch unschönen Symptomen wie Gewichtszunahme, Libidoverlust und Arterienverkalkung führt, dann müsste doch der Hyperthyreotiker (also derjenige mit Überfunktion) wie ein paarungswilliger Adonis herumspringen, dessen Körper auch gesundheitlich in einem Top-Zustand ist. Tatsächlich ist diese Annahme weit verbreitet, was zur Entstehung des Krankheitsbildes der sogenannten *Thyreotoxicosis factitia* geführt hat. Das ist eine ziemlich klug klingende Beschreibung dafür, dass Menschen Schilddrüsenhormone zu sich nehmen, obwohl sie sie gar nicht brauchen, um sich deren Wirkung auf den Stoffwechsel zunutze zu machen. Das wäre schon was, finden Sie nicht? Einfach ein paar Pillen schlucken, und alle Anstrengungen, einen tollen Körper zu bekommen, wären unnötig?
Blöd nur, dass das zum einen überhaupt nicht funktioniert, denn (wir kommen auf Seite 215 noch ausführlicher darauf zu sprechen) die Einnahme von ausschließlich T4, aus dem die Schilddrüsenmedikamente heutzutage bestehen, ist, Achtung: so sinnlos wie ein Kropf, wenn es um das alleinige Ziel des Abnehmens geht.
Und: Man darf eben nicht vergessen, was die Hormone, die in einen ausgeglichenen Stoffwechsel gepumpt werden, machen. Sie schließen ihn kurz. Das geht nur ein paar Wochen gut. Danach kommt das böse Erwachen. Und zwar im wahrsten Sinne des Wortes. Die Betroffenen können kaum noch schlafen, werden unkonzentriert und fahrig, beginnen leicht zu schwitzen und entwickeln Bluthochdruck und Herzrhythmusstörungen. Das Ganze kann bis zum Tod führen. Ob einem ein schlanker Körper das wert ist? Wohl kaum. (Glücklicherweise passiert das nur, wenn eine große Menge Hormone verabreicht wird.)

Schilddrüsenmedikamente sind keine Wunderpillen

Trotzdem ist die Annahme, Schilddrüsenmedikamente würden den Körper sozusagen in Schwung bringen, weit verbreitet. Aber was in die eine Richtung stimmt (ein Mangel an Schilddrüsenhormonen führt zu den Symptomen, die wir gerade kennengelernt haben), funktioniert eben noch lange nicht genau umgekehrt. Auch die Hoffnung, subjektiv wahrgenommene körperliche Mängel wie Übergewicht würden nach der Therapie einer Hashimoto-Krankheit sofort verschwinden, ist leider falsch. Wie Sie dem Interview mit der Hashimoto-Patientin ab Seite 56 entnehmen können, dauert es oft eine lange Zeit, bis sich der Körper an die neue Situation gewöhnt hat. Für eine schnelle Schlankheitskur sind die Hormone also nicht geeignet. Und auch als Doping beim Sport funktionieren sie nicht im Geringsten, eben weil es so lange dauert, bis eine Wirkung einsetzt.
Es ist im Übrigen noch gar nicht so lange her, dass auch Ärzte leicht übergewichtigen Patienten mit nur minimal erhöhtem TSH empfohlen haben, Schilddrüsenmedikamente einzunehmen, in der Annahme, das sei gut für die Drüse und führe, sozusagen als kleiner Bonus, dazu, den Patienten vom Übergewicht zu befreien. Heute weiß man, dass es sich genau andersherum verhält. Die Patienten sind nicht dick, weil der TSH-Wert so hoch ist, sondern Menschen mit erhöhtem Body-Mass-Index (zu Deutsch: Übergewicht) neigen allgemein zu etwas höheren TSH-Spiegeln, ohne dass zwangsläufig eine Erkrankung der Schilddrüse dahintersteckt. Unterm Strich kann man also sagen, dass es wenig bis überhaupt nicht klug ist, Schilddrüsenhormone ohne guten Grund zu nehmen, da diese Vorgehensweise das mutmaßliche Problem nicht beseitigt, im schlimmsten Fall aber zu einer Überfunktion führen kann. Und die geht, wie Sie gleich sehen werden, mit sehr ungünstigen Symptomen einher.

Info

SYMPTOME DER ÜBERFUNKTION

Die Überfunktion ist geprägt durch den vermehrten Energieumsatz des Körpers. Daraus resultieren die hier genannten Symptome.

Bei Erwachsenen:

- Klassisches Aussehen mit hervortretenden Augen und hagerer Statur
- Starker Appetit ohne Gewichtszunahme
- Neigung zum Bluthochdruck, dadurch ebenfalls erhöhtes
- Herzinfarktrisiko
- Herzrhythmusstörungen
- Neigung zu hohen Blutzuckerwerten
- Durchfall
- Starker Tränenfluss
- Lichtempfindlichkeit
- Verstärkte Muskeleigenreflexe mit Muskelschwäche
- Zittern
- Schlaflosigkeit
- Neigung zur Osteoporose
- Ständiges Schwitzen
- Blutsalzentgleisungen
- Im Extremfall: Thyreotoxische Krise (siehe Seite 53 und 148 f.)

Bei Kindern:

- Schnelles Wachstum

Die Symptome, mit denen sich die Überfunktion beim Erwachsenen zeigt, können natürlich in verschiedener Ausprägung und Intensität auch bei Kindern vorkommen.

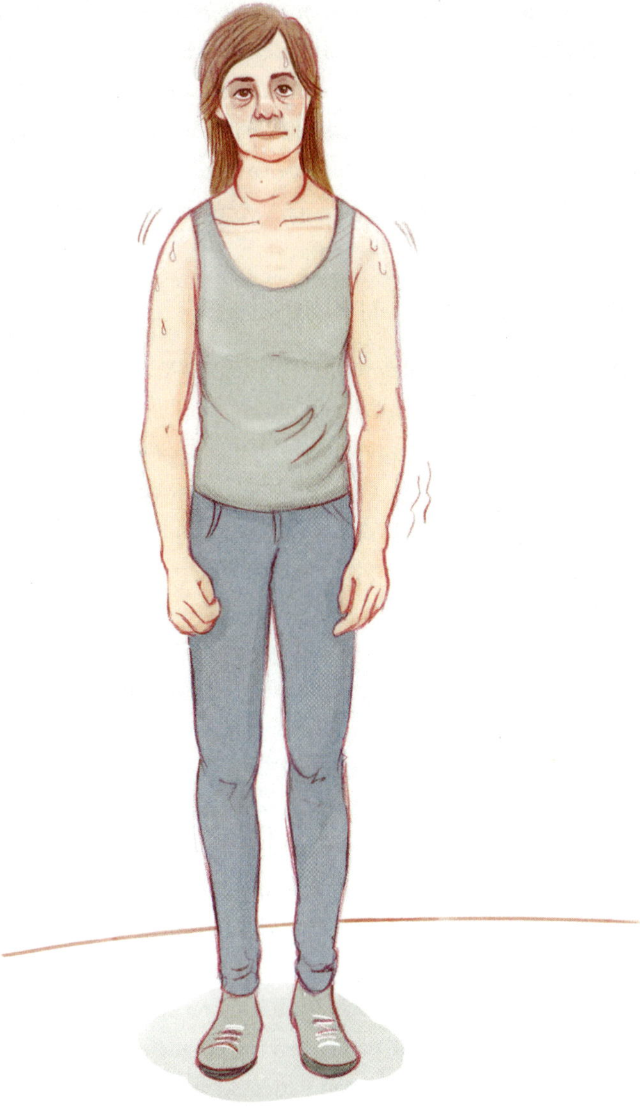

Hyperthyreosepatienten sind dürr, fahrig und unkonzentriert. Sie schwitzen auch in kühler Umgebung. In stärkerer Ausprägung können ernste Symptome, wie Zittern, Fieber und sogar Krampfanfälle, hinzukommen.

Die Schilddrüsenüberfunktion kann in unterschiedlicher Ausprägung die in der Infobox auf Seite 50 beschriebenen Symptome verursachen. Ist sie nicht selbst verursacht, so kann der Auslöser wieder überall auf dem Weg vom Hypothalamus tief im Gehirn bis zur Schilddrüse selbst liegen. Und auch hier ist die häufigste Ursache, wenn auch deutlich seltener als bei der Unterfunktion, eine Autoimmunerkrankung.

Diagnose per Handschlag?

Auch wenn der Handschlag im Arzt-Patienten-Verhältnis heutzutage aus hygienischen Gründen kaum noch eine Rolle spielt, so kann der zwischen Arzt und Hyperthyreotiker klare Hinweise auf das Vorliegen einer solchen Erkrankung geben, ohne auch nur einen Laborwert gesehen zu haben. Die Hände dieser Patienten sind feucht und warm, als ob sie in Panik vor dem Gespräch mit dem Arzt wären. Ihr Puls ist beschleunigt, oft liegen Herzrhythmusstörungen wie das sogenannte Vorhofflimmern vor. Dem Verdacht auf eine Schilddrüsenüberfunktion muss jeder Arzt schnell und konsequent nachgehen, weil das Krankheitsbild unbehandelt sehr gefährlich werden kann.
Zugegebenermaßen ist die »Kunst«, Diagnosen auf diese Art zu stellen, heute nicht mehr sonderlich weit verbreitet, was sicher nicht nur Nachteile hat. Schließlich müssen medizinische Diagnosen, die therapeutische Konsequenzen nach sich ziehen, anhand von harten Fakten gestellt werden und nicht nach Gutdünken und Eindruck des Arztes zustande kommen. Einen Hinweis, in welche Richtung eventuell zu suchen ist, kann so ein Handschlag aber schon geben – wenn der Arzt denn sensibel für derartige Feinheiten ist. Voraussetzung dafür ist natürlich, dass sich der Arzt für den Patienten ausreichend Zeit nimmt und ein ordentlicher Arzt-Patienten-Kontakt besteht. Steht der Arzt unter Zeitdruck, hat er sicherlich keine Möglichkeit, die Signale des Körpers zu registrieren, die der Patient ganz unbewusst sendet.

Info

THYREOTOXISCHE KRISE

Die thyreotoxische Krise ist die schlimmste Form der Schilddrüsenüberfunktion. Bedingt durch bestimmte Auslöser, wie eine plötzliche Jodexposition bei Patienten, die unter einer »schlummernden Autonomie« leiden (wir kommen ab Seite 141 noch dazu), kommt es zum explosionsartigen Anstieg der Schilddrüsenhormone im Körper. Deshalb muss vor der Gabe einiger Medikamente, wie dem Herzmedikament Amiodaron oder Kontrastmitteln für CT-Untersuchungen, die Konzentration von TSH im Blut genau bestimmt werden. Denn die thyreotoxische Krise ist lebensgefährlich. All die Symptome der Schilddrüsenüberfunktion kommen in einer extrem starken und vor allem plötzlichen Ausprägung vor, was zu starkem Fieber, Blutdruckentgleisungen mit Nasenbluten bis hin zu Hirnblutungen, Durchfall, Herzrhythmusstörungen, Unruhe, Zittern und am Ende unbehandelt zu Koma und Tod führen kann (siehe Seite 148 f.). Umgekehrt wird bei Patienten, die mit diesen Symptomen in die Notaufnahme kommen, immer der TSH-Wert bestimmt, um eine Schilddrüsenkrise auszuschließen.
Was aber, wenn Menschen mit einer Schilddrüsenüberfunktion diese Medikamente benötigen? Beim Herzmedikament Amiodaron ist das nicht ganz so schlimm, das kann man zur Not durch ein anderes ersetzen. Kontrastmittel für CT-Untersuchungen gibt es leider nicht wie Sand am Meer, und manchmal ist eine derartige Untersuchung aus bestimmten Gründen einfach unerlässlich. Glücklicherweise können wir auf ein bestimmtes Medikament zurückgreifen, das in Form von Tropfen eingenommen wird und die Aufnahme von Jod in die Schilddrüse hemmt. In so einem Fall kann es dann nicht zur Krise kommen. Da in den Follikeln der Drüse noch genug Hormone gelagert sind, führt die Einnahme der Tropfen auch nicht zur Unterfunktion.

Ausgebrannt

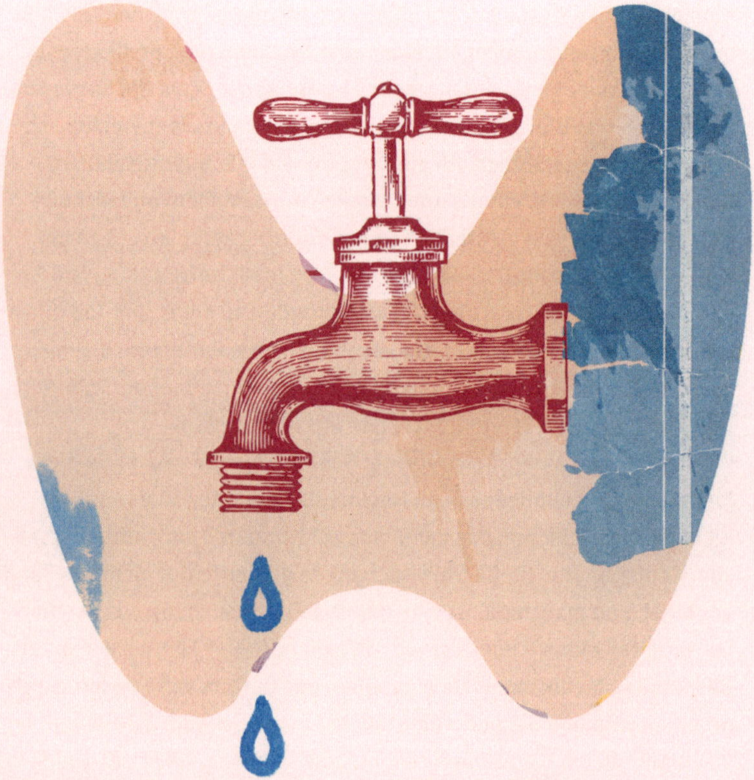

Wenn die Hormone ausbleiben

Dass ein Mangel an Schilddrüsenhormonen großen Schaden anrichten kann, wissen Sie jetzt. Leider gehört diese Art der Schilddrüsenfunktionsstörung zu den häufigsten Problemen, die wir Menschen mit der kleinen Drüse in unserem Hals haben.
Die gute Nachricht: Das Problem lässt sich ziemlich gut behandeln. Zur Wahrheit gehört aber auch, dass es neben Patienten mit den typischen Autoimmunerkrankungen, die zur Schilddrüsenunterfunktion führen können (allen voran die Hashimoto-Krankheit, siehe Seite 60), auch solche gibt, denen eine Unterfunktion nur angedichtet wird – und die gar keine haben. Das wiederum hat zur Folge, dass die Patienten zum Teil über Jahre und Jahrzehnte Hormone schlucken, die ihr Körper eigentlich ganz alleine herstellen könnte.
Glücklicherweise hat die Schilddrüsenforschung in den letzten Jahren einen riesigen Sprung nach vorne gemacht, was dazu geführt hat, dass der TSH-Wert – jener Laborparameter, der momentan für die Beurteilung der Funktionsfähigkeit der Schilddrüse zurate gezogen wird – deutlich anders und vor allen Dingen differenzierter betrachtet wird, als das früher der Fall war. Wir haben also gelernt, dass nicht jeder Patient mit einem TSH-Wert leicht über der Normgrenze gleich Tabletten braucht. Trotzdem werden immer noch Schilddrüsenhormone ohne nachvollziehbaren Grund verschrieben. Soweit wir heute wissen, ist das für den Patienten zwar nicht besonders schädlich, nichtsdestotrotz würde ich persönlich lieber auf jede Tablette verzichten, die ich nicht brauche – insbesondere, wenn es sich um Hormone handelt. Mehr dazu lesen Sie auf den folgenden Seiten.

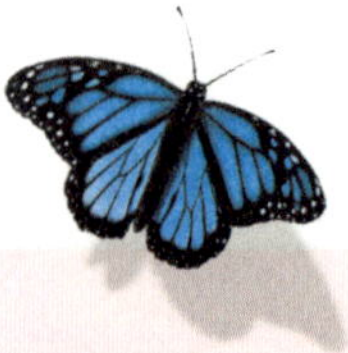

Extra

PATIENTENINTERVIEW

Ich treffe Katharina in einem Nürnberger Szenecafé. Wir unterhalten uns über ihren Leidensweg. Der begann bereits in jungen Jahren. Weil Katharina die Schwester einer guten Freundin ist, duzen wir uns.

Falk: Hallo, Katharina, schön, dass du dich heute mit mir triffst. Du hast Hashimoto.

Katharina: Genau.

Falk: Erzähl uns doch mal, wann das angefangen hat und wie es sich bemerkbar gemacht hat. Was waren deine Symptome und wie bist du auf die Idee gekommen, dass das etwas mit der Schilddrüse zu tun haben könnte?

Katharina: Ich war so 14 oder 15 und mir ging es eigentlich immer ziemlich schlecht. Ich kam von der Schule heim und meine Stimmung war immer im Keller. Ich war ständig müde und habe mich depressiv gefühlt. Ich hatte ziemlich viele Anzeichen einer Depression. Meine Eltern haben angenommen, dass es vielleicht nur die Pubertät ist. Aber es wurde nie besser. Wir sind dann zu verschiedenen Ärzten gegangen, und es wurde mir immer wieder Blut abgenommen. Meine Hausärztin kam schließlich darauf, dass es eine Schilddrüsenunterfunktion sein könnte. Die hat mich dann zu einer Spezialistin geschickt. Dort wurde die Diagnose noch mal überprüft.

Falk: Du bist deiner Hausärztin sicher sehr dankbar, dass sie herausgefunden hat, was die Ursache für deine Probleme ist. Hast du denn selber für dich gedacht, dass es eine Depression ist?

Katharina: Ja. Das habe ich damals gedacht. Ich wusste gar nicht, dass es eine Schilddrüsenunterfunktion gibt, und habe einfach gedacht, was ist los mit mir, das kann doch gar nicht sein. Ich wollte eigentlich nur, dass es mir besser geht.

Falk: Und dann hat sich rausgestellt, dass es die Schilddrüse ist. Da warst du sicher erleichtert, dass es doch keine Depression ist, oder?
Katharina: Ja. Auf jeden Fall.
Falk: Heute ist die Schilddrüse als Auslöser solcher Symptome mehr in den Fokus gerückt. Wie war das damals, als du 15 warst? War die Diagnose »Hashimoto« für dich ein Begriff oder wusstest du gar nicht, was du damit anfangen sollst?
Katharina: Ich hatte keine Ahnung, was ich damit anfangen soll, war eher schockiert, dass ich so eine Krankheit habe und dass ich jetzt ein Leben lang Tabletten nehmen muss. Meine Mutter ist dann auch zur Ärztin gegangen und hat sich testen lassen und sie hat auch eine Schilddrüsenkrankheit, meine Schwester auch. Also anscheinend liegt das bei uns in der Familie. Aber damals habe ich das gar nicht so begreifen können wie jetzt.
Falk: Man hat dir gesagt, du musst dein Leben lang Medikamente nehmen. Das ist sicherlich erst einmal ein Schock. Warst du trotzdem erleichtert, dass die Erkrankung behandelbar ist?
Katharina: Auf jeden Fall.
Falk: Ist es eine Belastung für dich, ständig auf Medikamente angewiesen zu sein?
Katharina: Ich würde behaupten, nein. Klar, man vergisst das ab und zu, aber was eigentlich am schwierigsten an der Sache ist, ist daran zu denken, dass man die Tabletten immer eine halbe Stunde vor dem Essen einnehmen muss.
Falk: Da hast du mir jetzt gleich die nächste Frage vorweggenommen. Kommen wir noch mal zum Beginn deiner Erkrankung. Man hat dir also gesagt, du müsstest jetzt diese Medikamente nehmen, dann werden deine Symptome verschwinden. Hat das auch gleich funktioniert?
Katharina: Mit 15 denkt man, man nimmt die Tabletten einmal und sofort ist alles besser. Das war leider nicht so. Aber ich habe gemerkt,

dass es mir in einem Zeitraum von ein bis zwei Jahren so nach und nach deutlich besser ging.
Falk: Das hat aber ganz schön lange gedauert.
Katharina: Vielleicht hat die Pubertät da auch mit reingespielt. Aber eine deutliche Verbesserung habe ich nach zwei Jahren gespürt.
Falk: Und jetzt geht es dir gut?
Katharina: Jetzt geht es mir super, ja.
Falk: Und musst du jetzt, bis auf die Sache mit den Medikamenten, auf andere Dinge achten?
Katharina: Ich sollte ein- bis zweimal im Jahr zu meiner Hausärztin gehen und mir Blut abnehmen lassen. Da wird dann auch immer noch ein Ultraschall von der Schilddrüse gemacht, um zu schauen, ob sich irgendwelche Knoten gebildet haben. Das mache ich auch. Bisher bin ich eigentlich von den Medikamenten her super eingestellt. Wenn ich merke, dass ich etwas müder bin, lasse ich die Werte überprüfen.
Falk: Was mich noch interessiert: Früher war das Thema Hashimoto noch nicht so in aller Munde wie heute. Hilft es dir zu wissen, dass du zwar eine Krankheit hast, dass es aber im Grunde auch sehr, sehr viele andere haben?
Katharina: Ich sehe mich nicht als krank an. Weil die Unterfunktion eigentlich keine schwerwiegende Krankheit ist, wenn man mit den Tabletten gut eingestellt ist. Ich höre immer öfter, dass Leute sagen, sie haben Hashimoto, ich kenne auch sehr viele. Bei den meisten wurde es viel später festgestellt als bei mir. Aber ich würde nicht sagen, dass ich krank bin.
Falk: Gibt es irgendetwas, was du Betroffenen sagen möchtest?
Katharina: Ich würde sagen: Kopf hoch! Auch wenn man sich schlecht fühlt, es wird wirklich besser. Es ist nichts Schlimmes. Man muss sich nur behandeln lassen!
Falk: Vielen Dank für das Gespräch, Katharina.

DER LANGE WEG VON ARZT ZU ARZT

Der Leidensweg von Katharina ist exemplarisch für viele Menschen. Oft sind es Frauen, deren Schilddrüse nicht mehr mitmacht. Weil das öffentliche Bewusstsein für das kleine, aber wichtige Organ im Hals seit ein paar Jahren geschärft ist, dauert es heute deutlich weniger lang, bis die Diagnose steht und den Betroffenen geholfen werden kann. Wenn wir ein paar Jahrzehnte zurückdenken, uns also in eine Zeit zurückversetzen, in der man weder um die Funktion noch um die Krankheiten der Schilddrüse wusste und sie erst recht nicht behandeln konnte, dann ist es schon eine tolle Sache, wie verhältnismäßig leicht wir es heute haben. Denn noch Anfang des letzten Jahrhunderts waren Leiden wie die Hashimoto-Krankheit völlig unbekannt. Erst im Jahr 1912 entdeckte der japanische Arzt Hakaru Hashimoto (1881–1934) die mittlerweile recht populäre Krankheit. Kein Mensch weiß, wie vielen geistig völlig Gesunden man in der Vergangenheit die Diagnose »Schwachsinn« anheftete, obwohl eine Funktionsstörung der Schilddrüse die eigentliche Ursache für die Symptome war. Auch Beschwerden wie fehlender Antrieb, sexuelle Unlust und Depression konnten früher kaum richtig zugeordnet werden und blieben in ihrem Wesen eigenständige charakterliche Makel, obwohl sie sicher oft Ausdruck einer Funktionsstörung der Schilddrüse waren. Es ist ja auch wirklich schwer, sich vorzustellen, wie viele verschiedene Aufgaben ein so winziges Organ hat. Ohne biochemische Beweise war das zu früheren Zeiten kaum auszudenken.

Selbstredend existieren all diese Probleme auch unabhängig von der kleinen Drüse. Dass man die Schilddrüse aber überhaupt als gelegentliche Ursache dingfest machen konnte, ist eine wirklich große Errungenschaft der modernen Medizin. Denn die Behandlung von Schilddrüsenkrankheiten ist verhältnismäßig einfach, das Ergebnis dafür aber umso faszinierender.

HASHIMOTO – DER SHOOTINGSTAR UNTER DEN UNTERFUNKTIONEN

Hashimoto ist in aller Munde. Oft hat man den Eindruck, die Hashimoto-Thyreoiditis und die Schilddrüsenunterfunktion im Allgemeinen seien ein und dasselbe. Dabei gibt es durchaus Unterschiede, die man kennen sollte, denn die Hashimoto-Krankheit ist nur eine, wenn auch sehr häufige Form der Unterfunktion.

Rheuma im Hals

Die Hashimoto-Krankheit ist eine sogenannte Autoimmunthyreoiditis. Klingt komisch, ist aber eigentlich relativ einfach zu erklären. Wir alle kennen Rheuma. In Zeiten vor Dr. House, dem berühmten amerikanischen Serienarzt, war Rheuma der Inbegriff einer Autoimmunkrankheit, jetzt teilt es sich diese zweifelhafte Ehre mit dem Lupus, einer komplexen und schwerwiegenden Erkrankung. Was all diese Leiden verbindet, ist der Umstand, dass sich das körpereigene Immunsystem gegen den Körper wendet. Vereinfacht gesagt, denkt der Körper also, dass bestimmte eigene Gewebe fremd sind, und bildet Antikörper dagegen. Die kann man sich wie Marker vorstellen, die sich an normale Zellen, also in unserem Fall an die der Schilddrüse, anhaften, damit andere Immunzellen, die »Killerzellen«, sich die mutmaßlichen Feinde vorknöpfen können. Die Konsequenz ist eine langsame Zerstörung des Gewebes – beim Rheuma ist es der Knorpel, bei der Hashimoto-Krankheit ist es die Schilddrüse.
Der Vorgang der Zerstörung geht glücklicherweise ziemlich langsam vonstatten. Am Anfang merken die Betroffenen über Jahre hinweg rein gar nichts. Kritisch wird es, wenn die Funktion der Schilddrüse beeinträchtigt ist und infolgedessen weniger Hormone als benötigt hergestellt werden können.

Info

DAS IMMUNSYSTEM

Das menschliche Immunsystem ist ein hochkomplexer Apparat aus Millionen von Zellen und Proteinen, die dafür sorgen, dass es uns gelingt, auf der Erde zu überleben. Neben dem angeborenen gibt es das erworbene Immunsystem. Ganz grob kann man sagen, dass unsere Schutzbarrieren, wie beispielsweise die Haut, zum angeborenen Immunsystem gehören, während die spezifischen Abwehrzellen erst lernen müssen, was gut und was schlecht ist. Dumm läuft es, wenn die kleinen Helfer keine besonderen Leuchten sind und sich mit dem Lernen schwertun. Dann kann es schon sein, dass sie körpereigenes Gewebe als Feind ansehen und es angreifen.

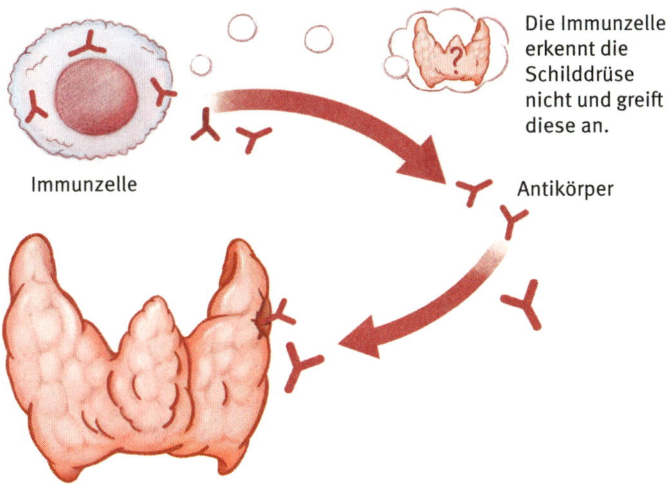

Eine Autoimmunreaktion ist dadurch gekennzeichnet, dass vom Körper produzierte Antikörper die Schilddrüse als »fremd« erkennen und das Immunsystem das kleine Organ angreift.

Extra

EINE GANZ SPEZIELLE PATIENTENGESCHICHTE

Geschichten über Schilddrüsenpatienten scheinen sich doch immer irgendwie gleich anzuhören: Der Patient hat diffuse Symptome, der Arzt schaut sich die Schilddrüse an, erkennt, dass sie nicht richtig funktioniert, und gibt Medikamente. Trotzdem ist doch jeder Patient ein Einzelfall und leidet vielleicht unter ganz bestimmten Symptomen der Erkrankung. Die Geschichte von Jana möchte ich Ihnen deshalb nicht vorenthalten:

Ganz besonders in Erinnerung geblieben ist mir diese junge Frau, die vor einiger Zeit in meine Praxis kam. Ihr Leidensweg begann bereits in der Pubertät. Plötzlicher, unerklärlicher Haarausfall, Menstruationsstörungen von Anfang an, extreme Gewichtsschwankungen, die kaum durch Nahrungsanpassung und Sport zu beeinflussen waren, sowie große Probleme mit sehr trockener und rissiger Haut machten ihr zu schaffen.

Nachdem sie, behindert durch ständige Müdigkeit und latente Antriebslosigkeit, trotzdem irgendwie ihr Abitur geschafft hatte, beschloss sie, ein neues Kapitel in ihrem Leben aufzuschlagen. Ein Umzug vom Land in die Stadt sowie ein Jurastudium sollten das Problem an der Wurzel packen. Es dauerte nicht lange, da verliebte sich die junge Studentin in einen Kommilitonen. Endlich war die Welt, wie sie sein sollte – nur ihr Körper spielte nicht mit. Es war wie verhext, denn eigentlich ging es meiner Patientin gut. Sie hatte alles, was sie sich immer gewünscht hatte, war jung, frei, unabhängig und verliebt. Eigentlich die perfekten Voraussetzungen zum Glücklichsein. Nur, dass sich das Gefühl nicht einstellen wollte.

Im Gegenteil: Immer öfter ertappte sie sich dabei, dass sie keinerlei Freude am Leben empfand. Ihre Libido war stark reduziert und wenn sie Sex mit ihrem Freund hatte, dann konnte sie auch den nicht richtig genießen. »Es ist, als würde ich mich von außen beobachten. Ich kann selbst nicht glauben, dass ich dieses extreme Glück, das mir mein Leben momentan bietet, einfach nicht fühlen kann«, sagte sie bei einer unserer ersten Konsultationen zu mir. Nachdem sie sich eindringlicher mit ihrer Situation beschäftigt und selbstverständlich Dr. Google zurate gezogen hatte, konnte der Grund für die vielen Probleme eigentlich nur eine klinische Depression sein. Um ihr Leben wieder in Ordnung zu bringen und ihre Beziehung zu retten, beschloss die Frau, einen Psychiater aufzusuchen. Nachdem sie ihn mit ihrer internetgestützten Selbstdiagnose konfrontiert hatte, hörte mein Kollege sich die Geschichte der Frau von Anfang bis Ende an. Eine Depression sei durchaus möglich, so seine fachliche Meinung. Allerdings passten einige Beschwerden nicht richtig ins Bild. Aus diesem Grund beschloss der Psychiater eine körperliche Abklärung vornehmen zu lassen. Hierbei sollte ausgeschlossen werden, dass andere, körperliche Ursachen das Leiden ausgelöst hatten, was sie wiederum zu mir führte. Obwohl ich bereits einen konkreten Verdacht hegte, beschloss ich, breitgefächerter vorzugehen. Neben einer gründlichen körperlichen Untersuchung nahm ich Blut ab, ließ ein EKG schreiben und begutachtete die inneren Organe mit dem Ultraschall. Zwei Tage später waren die Ergebnisse da, und die hatten tatsächlich einen Grund für all das Leid zutage gefördert. Ich führte ein intensives Gespräch mit meiner Patientin, an dessen Ende sie vor Freude und Dankbarkeit weinend vor mir saß. Denn ihre Probleme wurden von einer Störung der Schilddrüse verursacht. Der Rest war nicht besonders schwierig. Weitere Untersuchungen bestätigten den Verdacht der Hashimoto-Thyreoiditis, die ich gut behandeln konnte. Ein Psychiater war nicht mehr notwendig und soweit ich weiß, ist die Patientin noch heute in guter Verfassung, arbeitet als Anwältin und ist noch immer mit ihrem Freund glücklich.

Tick, Trick und Track

Was klingt wie die beliebten Drillinge aus Entenhausen, ist eine wahrhaft nützliche Erinnerungsstütze für diejenigen Antikörper, die den Betroffenen das Leben schwermachen können und die wir heutzutage im Blut messen, womit wir ihre Existenz beweisen können. Forscher und Ärzte nehmen an, dass es noch weit mehr Schilddrüsenautoantikörper – das sind Proteinfragmente, die sich gegen körpereigenes Gewebe richten – gibt. Allerdings kennen wir sie noch nicht. Antikörper sind normalerweise recht nützliche Gesellen. Sie erkennen »deplatzierte« Zellen, wie Bakterien, Viren oder Tumorzellen und markieren sie. Spezielle »Killerzellen« tun den Rest, um den Körper zu schützen.

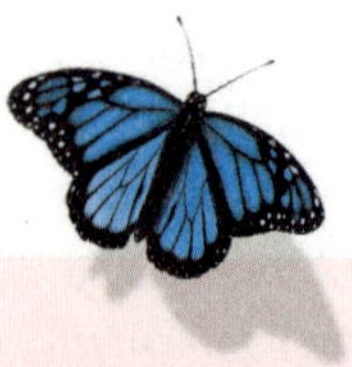

Info

SCHILDDRÜSENANTIKÖRPER

Thyreoperoxidase-Antikörper (TPO-AK): Antikörper gegen die Thyreoperoxidase, das Enzym, das für den Einbau von Jod in die Schilddrüsenhormone zuständig ist. Es sitzt in der Membran von Schilddrüsenzellen, weshalb es ein leichtes Ziel für die Antikörper ist. Erhöhte TPO-Antikörper beweisen eine Autoimmunkrankheit der Schilddrüse.
Thyreoglobulin-Antikörper (TAK, Tg-AK): Antikörper gegen ein Vorläuferprotein der Schilddrüsenhormone
TSH-Rezeptor-Antikörper (TRAK): Antikörper gegen den TSH-Rezeptor, also gegen jenes Protein, das für die aktivierende Wirkung des TSH zuständig ist. Sind TSH-Rezeptor-Antikörper vorhanden, wird die Schilddrüse unkontrolliert dazu angehalten, Hormone zu produzieren.

Und die Ursache des Ganzen?

Sie haben sicher bemerkt, dass ich mich (ärztetypisch …) lang und breit über den genauen Mechanismus der Hashimoto-Krankheit ausgelassen habe, ohne wirklich zum Kern des Ganzen vorzustoßen: der Ursache. Und jetzt, da wir beim Thema sind, muss ich Sie leider enttäuschen. Wieso die körpereigene Abwehr plötzlich Amok läuft, weiß kein Mensch.

Verschiedene Theorien

Aber natürlich gibt es Theorien, denen nachgegangen wird. So stehen bestimmte Viruserkrankungen genauso im Fokus der aktuellen Forschungen wie Umweltfaktoren. Auch andere endokrinologische, also das Drüsensystem betreffende Krankheiten werden überdurchschnittlich oft zusammen mit Hashimoto diagnostiziert. Insbesondere trifft das beim Syndrom der polyzystischen Ovarien und bestimmten Erkrankungen der Nebennieren zu. Neben all diesen eher organischen Ursachen wird auch Stress als möglicher Auslöser diskutiert. Einer der interessantesten Verdächtigen ist allerdings der übermäßige Jodkonsum. Die Häufigkeit der Diagnose Hashimoto hat nämlich in den letzten Jahren in ungefähr dem Maße zugenommen, in dem die des Jodmangelkropfes abgenommen hat. Um den früher allgegenwärtigen Kropf zu besiegen, wurden Nahrungsmittel stark jodiert. So wurde zum einen Nutztieren stark jodhaltiges Futter verabreicht, zum anderen gibt es heutzutage fast nur noch Speisesalz mit Jodzusatz zu kaufen. Und: Es gibt kaum noch Patienten mit Kropf. Die Hashimoto-Krankheit ist allerdings auf dem Vormarsch. Ob und wie diese beiden Tatsachen miteinander in Verbindung stehen, ist nicht gänzlich geklärt. Fakt ist aber: Zu hohe Dosen des Elements können eine Autoimmunreaktion gegen die Schilddrüse hervorrufen, weshalb Hashimoto-Patienten auf eine zusätzliche Jodzufuhr verzichten sollten.

Widersprüchliche Symptome

Die Hashimoto-Krankheit wird oft mit einer Schilddrüsenunterfunktion gleichgesetzt. Ein häufiger Irrtum. Kleines Beispiel gefällig?
Die Antikörper, die sich gegen die Schilddrüsenzellen bilden und

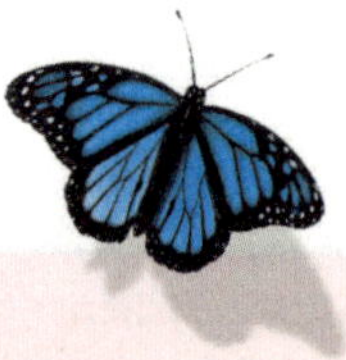

Extra

HASHIMOTO UND DAS RASENDE HERZ 1

Vor Kurzem wurde ich von einer Patientin mit der Bitte aufgesucht, die Schilddrüse zu überprüfen. Sie leide unter immer wiederkehrenden Herzrhythmusstörungen, sogenannten Tachykardien. Hierbei kommt es ganz plötzlich und aus völliger Gesundheit heraus zu einem Anstieg der Herzfrequenz auf Werte um die 160 bis 180 Schläge pro Minute. Ein lebensbedrohlicher Zustand. Oft kann das Herz nur durch die Gabe eines starken Medikaments oder im Extremfall der Abgabe eines elektrischen Schocks wieder in seinen normalen Takt gebracht werden. Weil nicht so ganz klar war, woher die plötzliche Entkopplung der Herzfrequenz rührte, bat der Kardiologe mich, die Schilddrüse abzuklären. Wie wir später noch sehen werden, kann eine Überfunktion nämlich zu solch drastischen Herzrhythmusstörungen führen. Das Ergebnis der Untersuchung, die erst ein paar Monate nach der letzten Attacke stattfand, war äußerst interessant. Denn tatsächlich lag, durch Blutuntersuchung und Ultraschall eindeutig belegbar, eine Schilddrüsenerkrankung vor. Der Hormonhaushalt war jedoch im Gleichgewicht. Trotzdem, so meine Beurteilung der Situation, konnte die Hashimoto-Krankheit, also eine Schilddrüsenunterfunktion, für die Herzprobleme verantwortlich sein. Aber wie geht das?

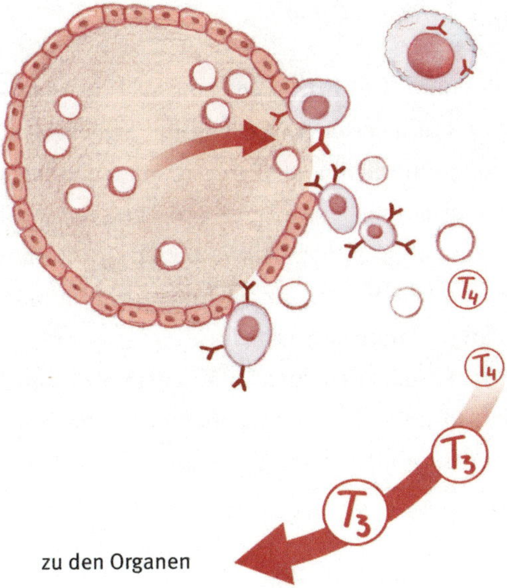

In der ersten Phase der Hashimoto-Krankheit werden die im Kolloid gesammelten Schilddrüsenhormone unkontrolliert frei und bewirken so eine temporäre Überfunktion.

maßgeblich zu deren Zerstörung beitragen, führen zu einem spannenden, aber paradoxen Phänomen. Obwohl die Schilddrüse nach und nach zerstört und so ihrer Fähigkeit, Hormone zu bilden, beraubt wird, kann es in der frühen Phase der Krankheit zu einer Schilddrüsenüberfunktion kommen. Das tritt ein, wenn viele Schilddrüsenzellen auf einmal zerstört werden und so die im Inneren des gelartigen Thyreoglobulin gebundenen Hormone ins Blut gelangen. Das ist wie bei einem Staudamm: Wasser wird gespeichert, um es dosiert ins Tal strömen zu lassen. Bricht der Damm, rollt eine riesige Flutwelle durch das Flussbett und macht alles platt, was ihr in den Weg kommt. So kann es also vorkommen, dass der Körper am Anfang einer Hashimoto-Erkrankung über ein paar Wochen mit Hormonen überflutet wird.

Wenn die Hormonflut rollt

Die Hormonflut führt natürlich zu den entsprechenden Symptomen der Überfunktion, also beispielsweise Unruhe, Schlaflosigkeit, Gewichtsverlust und Herzrhythmusstörungen, um nur einen Teil zu nennen. Das Ganze dauert nicht sehr lange und ist oft im Nachhinein nicht mehr beweisbar. Nichtsdestotrotz können sich Hashimoto-Patienten oft an eine solche Phase ganz am Anfang der Krankheit erinnern, wenn man sie darauf anspricht.

Bis die wirkliche Schilddrüsenunterfunktion einsetzt, kann es dann Jahre dauern. Insofern ist es etwas undifferenziert, Hashimoto und die Schilddrüsenunterfunktion gleichzusetzen. Denn die Krankheit ist

Extra

HASHIMOTO UND DAS RASENDE HERZ 2

Beweisen konnte ich meine Theorie nicht. Trotzdem war ich felsenfest davon überzeugt, dass eine vorübergehende Schilddrüsenüberfunktion als Erstmanifestation der Hashimoto-Krankheit für die Herzrhythmusstörungen meiner Patientin verantwortlich gewesen sein könnte. Zum Zeitpunkt meiner Untersuchung hatte sich die Drüse wieder beruhigt und sonderte eine normale Menge Schilddrüsenhormon ab. Die Zeit würde nun zeigen, ob ich recht hatte, denn in diesem Fall dürften die Herzprobleme nicht wieder zurückkehren. Ich erklärte meiner Patientin, dass sie von nun an regelmäßig zur Kontrolle kommen sollte, denn der Tag, an dem die Hormonwaage in die andere Richtung ausschlug, würde kommen.

komplex und hat viele Facetten. Nach dem ersten Schilddrüsensturm, der auch nicht in allen Fällen auftritt, kommt es zu einer Plateauphase, was bedeutet, dass die Krankheit stagniert. In dieser Zeit verhalten sich die Hormone absolut normal und der Betroffene benötigt keine medikamentöse Behandlung. Er merkt ja in dieser Phase von der Krankheit gar nichts.

Ein Zufallsbefund

Hashimoto ist nicht selten ein Zufallsbefund, der im Rahmen einer Blutabnahme erhoben wird. Der extrem variable Verlauf, aber auch die individuell völlig unterschiedliche Ausprägung des Hashimoto führen dazu, dass die Diagnose in quasi jedem Alter gestellt werden kann. Manche Patienten bleiben jahrelang symptomfrei, während andere schon im jugendlichen Alter über drastische Beschwerden klagen. Es gibt sogar sehr alte Menschen, bei denen das erste Mal ein Antikörper-Test durchgeführt wird, der die Diagnose ergibt, von der sie ihr Leben lang nichts wussten. Denn manche Hashimoto-Patienten benötigen nie Hormone, andere große Mengen.
Nichtsdestotrotz sucht die Mehrzahl der Patienten den Arzt wegen diffuser, also unklarer körperlicher Symptome auf, die auf eine Schilddrüsenunterfunktion hinweisen. Gewichtszunahme, Müdigkeit, Libidoverlust, Haarausfall, Hautprobleme oder der vergebliche Versuch, schwanger zu werden, sind nur einige davon (die anderen können Sie nachlesen, wenn Sie auf Seite 46 zurückblättern).

Vom Verdacht zur Diagnose

Aufgabe des Arztes ist es nun, die sechs verschiedenen Blutwerte, die in Zusammenhang mit dem Krankheitsverdacht abgenommen werden, zu interpretieren. Alle sechs liegen bei einer normalen Blutabnahme in der Regel am darauffolgenden Tag vor.

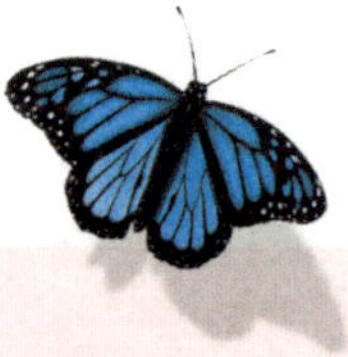

Info

IST HASHIMOTO FRAUENSACHE?

Diese weit verbreitete Annahme ist falsch. Trotzdem ist es nicht gänzlich von der Hand zu weisen, dass Hashimoto häufiger das weibliche Geschlecht beschäftigt. Denn tatsächlich erkranken deutlich mehr Frauen an Hashimoto-Thyreoiditis als Männer. Woran das liegt, weiß man nicht. Ausschließlich den Frauen vorbehalten ist die Hashimoto-Krankheit trotzdem nicht.

TSH

Der allerwichtigste Parameter ist das TSH. Um das zu verstehen, müssen wir uns noch mal kurz die Funktionsweise des Regelkreises zur Schilddrüsenkontrolle vor Augen führen (siehe Seite 25). Da war der Hypothalamus, der eine Nachricht an die Hirnanhangsdrüse, die Hypophyse, sendet. Diese Nachricht besteht aus dem Hormon TRH. Die Messung des TRH ist nicht von Bedeutung, denn die messbaren Spiegel im Blut sind viel zu niedrig für eine ordentliche Auswertung. Viel wichtiger ist das, was die Hypophyse an die Schilddrüse schickt und was dort für die Produktion und Freisetzung der Hormone sorgt: das TSH. Sind zu wenige Schilddrüsenhormone im Blut, dann lautet der Befehl von oben: Produzieren! Das TSH ist entsprechend hoch. Das Gegenteil ist bei der Überfunktion der Fall, da ist das TSH niedrig. Diese Konstellation ist leider ein wenig verwirrend. Liegt eine *Unter*funktion vor, dann ist der TSH-Wert *hoch.* Bei einer *Über*funktion ist er *niedrig.* Man muss sich das ein paarmal durchdacht haben, dann ist es aber logisch. Das TSH ist also der erste Wert, der aber prinzipiell nur aussagt, was im Hirn ankommt und was selbiges daraus macht.

T3 und T4 – die freien Schilddrüsenhormone

Die nächsten beiden Blutwerte sind die sogenannten freien Schilddrüsenhormone. Auf dem Laborausdruck werden sie mit fT3 und fT4 abgekürzt, wobei das »f« hier einfach für »frei« steht. Frei deshalb, weil sie im Blut zirkulieren, ohne an Proteine gebunden zu sein.
Ein Großteil der durch die Schilddrüse produzierten Hormone wird sofort von Proteinen gefangen und dann nach und nach freigelassen.

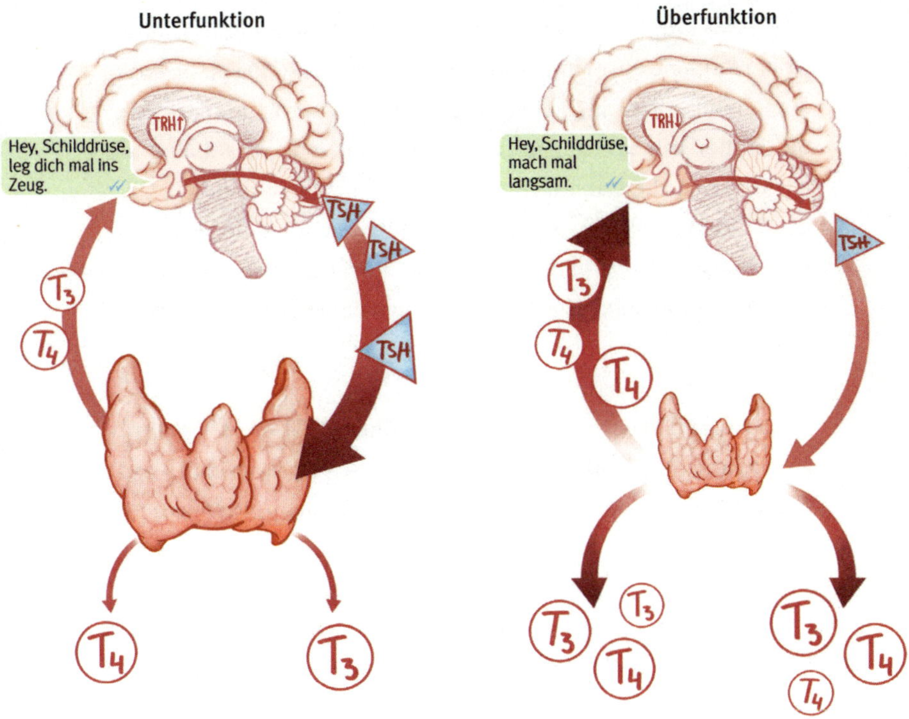

Bei einer Unterfunktion (links) steigt der TSH-Spiegel aus kompensatorischen Gründen an. Bei einer Überfunktion (rechts) versucht das Gehirn gegenzusteuern und schüttet weniger TSH aus.

Die Proteine kann man sich wie Hormontaxis vorstellen, sie sorgen für einen sicheren Transport. Allerdings können die Schilddrüsenhormone, solange sie im Taxi sitzen, nicht wirken. Nur die Freien erfüllen ihre Aufgaben. Diese freien Hormone kann man messen.

Latente Unterfunktion

Die meisten Patienten werden in dieser Phase der Unterfunktion »rausgefischt«, weil hier schon Symptome spürbar sind, obwohl die freien Hormone noch im Normbereich liegen. Weil nämlich die Schilddrüse so wichtig ist, verfügt der Körper noch mal über einen letzten Back-up-Mechanismus, der dafür sorgt, dass die tatsächlich aktiven Hormone über einen sehr langen Zeitraum verfügbar bleiben. Sind die aufgebraucht, dann wird es allerdings haarig. Als latente Unterfunktion bezeichnet man also die Situation, in der das TSH erhöht ist, die freien Hormone aber noch im normalen Bereich liegen. Übrigens: Das Wort »latent« kommt aus dem Lateinischen und bedeutet »verborgen«. Wir sprechen also von einer auf den ersten Blick verborgenen Unterfunktion. Zum Glück schauen wir aber genauer hin!

Manifeste Unterfunktion

Kann man im Labor nicht nur einen erhöhten TSH-Wert, sondern auch zu geringe Konzentrationen an den freien Hormonen fT3 und fT4 feststellen, so spricht man von einer manifesten Unterfunktion. Auch hier haben die Mediziner wieder auf die lateinische Sprache zurückgegriffen (das tun wir allgemein gern, klingt wohl klüger). Manifest kommt von »manifestus« und bedeutet »sichtbar gemacht«. Dass in diesem Fall wirklich Eile geboten ist, versteht sich von selbst.

Die Antikörper

Nachdem wir uns jetzt also der sogenannten Funktionsparameter angenommen haben, also jener Blutwerte, die Auskunft über die Arbeits-

weise der Schilddrüse geben, fehlen uns noch drei weitere Blutwerte, um auf die erwähnten sechs zu kommen. Können Sie sich denken, was sonst noch gemessen wird? Na klar, die Antikörper. Sie erinnern sich? Tick, Trick und Track, oder besser: TAK, TPO-AK und TRAK.
Diese Werte sind unglaublich wichtig, denn nicht hinter jeder Unterfunktion steckt automatisch eine Hashimoto-Krankheit. Manchmal ist die Schilddrüse auch einfach zu klein oder zu schwach, um genügend Hormone zu bilden. Therapeutisch hat die Unterscheidung zwar kaum eine Relevanz, trotzdem sollte sie getroffen werden, denn autoimmunbedingte Unterfunktionen müssen in bestimmten Intervallen kontrolliert werden. Außerdem sollten die Patienten in diesem Fall medikamentös besonders streng eingestellt werden.

Wann ist es jetzt also ein echter Hashimoto?

Jetzt wird es etwas vertrackt. Denn die richtige Diagnose »Hashimoto« zu stellen ist nicht ganz so einfach. Weil die normale Unterfunktion oft in denselben Topf geworfen wird, laufen ziemlich viele Menschen mit einer Krankheit rum, die sie gar nicht haben. Dabei gelten für die korrekte Diagnose eindeutige Kriterien: Eine Immunthyreopathie (anderer Name für Hashimoto, klingt aber auch schnittig, oder?) liegt dann vor, wenn die Antikörper TPO-AK oder TAK über dem Normbereich liegen, sprich erhöht sind. Damit ist bewiesen, dass der Körper sich gegen die Schilddrüse wendet, und das ist das Wesen des Hashimoto. Über die Stoffwechsellage, also ob eine Über- oder Unterfunktion vorliegt, und darüber, wie sich die Krankheit entwickeln wird, sagen die Antikörper nichts.
Auch ihre Menge im Blut korreliert nicht mit der Schwere der Erkrankung. Das Ganze ist eher so ein Null-oder-eins-Ding. Entweder sind die Werte positiv oder nicht.

Wenn Tick, Trick und Track im Urlaub sind

Nun gibt es auch Patienten, deren Antikörper im Normbereich liegen oder früher positiv waren und dann wieder negativ geworden sind (das nennt man Serokonversion) und die trotzdem Hashimoto haben. Man spricht in diesem Fall von einer seronegativen Immunthyreopathie. Wenn dem so ist, dann brauchen wir also einen zweiten Parameter für die Diagnose: den Schilddrüsenultraschall.

Der Schilddrüsenultraschall

Jeder Patient, bei dem Auffälligkeiten bei einem der sechs Blutwerte gefunden werden, sollte einem Schilddrüsenultraschall unterzogen werden. Die Untersuchung ist für den Patienten völlig schmerzfrei. Im Gegensatz zur normalen Schilddrüse ist die Struktur der durch Hashimoto zerstörten Drüse viel unruhiger. Wo normalerweise Grau dominieren sollte, ist die Farbe der Hashimoto-Drüse deutlich dunkler und ihre Textur extrem inhomogen, also aufgelockert und manchmal richtiggehend zerfranst. Zugegeben: Betrachtet man so ein Bild zum ersten Mal, dann wirkt alles irgendwie gleich grau. Aber schauen Sie mal genau hin: Die gesunde Drüse (Bild oben auf der rechten Seite) ist gleichmäßig grau, während die erkrankte (Bild unten) ungleichmäßig gescheckt und mit schwarzen Arealen durchsetzt ist. Der Unterschied zwischen beiden Ultraschallbildern ist so markant, dass er für die sichere Diagnose der Hashimoto-Krankheit ausreicht, selbst wenn die Blutuntersuchung ein unauffälliges Ergebnis erbracht hat. Wichtig ist: Die Diagnose der Hashimoto-Krankheit benötigt keine Bestimmung von TSH, T3 oder T4. Der momentane Zustand der Schilddrüsenhormone im Blut sagt nichts darüber aus, ob eine Hashimoto-Erkrankung vorliegt oder nicht. Denn die Hormone können ja, wie Sie schon wissen, entweder erhöht (in der ersten Phase) oder normal (in der Mittelphase) oder erniedrigt (in der letzten Phase) sein.

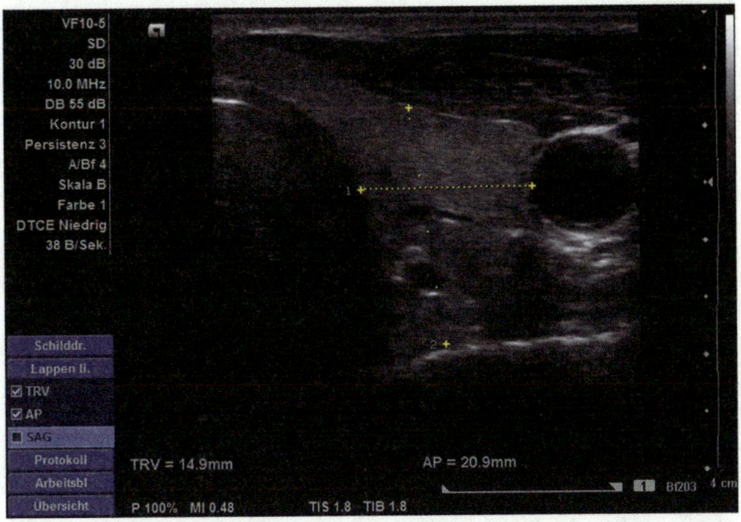

Ultraschallbild einer gesunden Schilddrüse. Man erkennt sie klar an ihrer gleichmäßigen, grauen Textur.

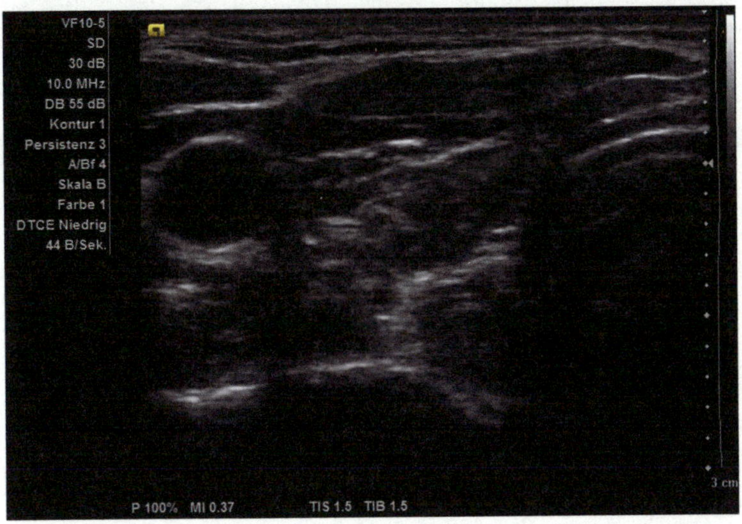

Ultraschallbild einer von Hashimoto befallenen Schilddrüse. Man sieht deutlich die aufgelockerte und mit dunklen Stellen durchsetzte Struktur des Organs.

Info

SO FUNKTIONIERT DER SCHILDDRÜSENULTRASCHALL

Beim Schilddrüsenultraschall werden mithilfe eines speziellen Gerätes Ultraschallwellen in den Hals »geschossen«. Diese sind unschädlich und gleichen biologisch dem normalen Schall, der entsteht, wenn wir uns unterhalten, nur mit dem Unterschied, dass sie so hochfrequent sind, dass man nichts hört. Die Wellen werden an verschiedenen Geweben auf unterschiedliche Weise zurückgeworfen. Sie kehren also zeitversetzt zum Ultraschallkopf zurück, der aus diesen minimalen Unterschieden ein Bild konstruiert.

Spezielle Funktionen der modernen Ultraschallgeräte ermöglichen uns nicht nur, die verschiedenen Organe live zu betrachten, sondern auch den Blutfluss zu sehen, Geschwindigkeiten und Volumina auszumessen und noch vieles mehr.

Der Ultraschall der Schilddrüse sollte immer nach dem gleichen Muster ablaufen. Dabei wird das Organ zuallererst ausgemessen. Auf diese Weise kann das Volumen bestimmt und die Frage beantwortet werden, ob ein Kropf vorliegt oder nicht. Dann wird die Textur der Drüse beurteilt, um eine Aussage über das Vorliegen einer Autoimmunerkrankung (Hashimoto) treffen zu können. Im nächsten Schritt schaut der Arzt nach Knoten (wir kommen ab Seite 150 noch dazu). Sind welche vorhanden, werden sie ausgemessen und beurteilt. Bestimmte Merkmale im Knoten können auf das Vorliegen einer bösartigen Erkrankung, also Krebs, hinweisen. Knoten werden immer in zwei Ebenen, also längs und quer gemessen, sodass eine Aussage über deren Volumen gemacht werden kann. Im letzten Schritt schaut man sich die Halslymphknoten an, die an den beiden großen Gefäßen, der Schlagader und der Halsvene, liegen. Eine Vergrößerung der Lymphknoten kann Hinweise auf Infekte, aber auch auf bösartige Erkrankungen geben.

Der Diagnostik folgt die Diagnose

Ist die Diagnose Hashimoto-Thyreoiditis gestellt, so ist sie endgültig und lebenslänglich. Hashimoto geht nicht mehr weg, also muss man damit leben. Und das geht ganz gut, denn Hashimoto tut nur der Schilddrüse etwas, der restliche Körper bleibt verschont.

Grundsätzlich steht die Therapie auf zwei Säulen: der Hormongabe und der regelmäßigen Kontrolle. Nicht alle Patienten mit Hashimoto benötigen Hormone. Bei vielen verläuft die Erkrankung sehr lange Zeit subklinisch, das heißt, sie liegt zwar vor, lässt sich im Blut und / oder im Ultraschall nachweisen, verursacht aber keine Symptome oder Auffälligkeiten bei den Funktionswerten der Schilddrüse, also hauptsächlich beim TSH-Wert. In diesem Fall gehören halbjährliche Blutkontrollen und jährliche Ultraschalluntersuchungen zur Routine. Die sind nötig, um eventuell Knötchen, die sich bei Hashimoto-Patienten vermehrt bilden, frühzeitig zu erkennen und behandeln oder zumindest beobachten zu können. Besonders wichtig sind diese Kontrollen nach einer Schwangerschaft, da diese eine Hashimoto-Krankheit deutlich verschlechtern kann.

Anders ist die Lage, wenn eine Unterfunktion vorliegt, das TSH also erhöht ist. Dann muss gehandelt werden. Sie wissen ja, wie wichtig die Schilddrüsenhormone sind. Einen Mangel kann der Körper nicht sehr gut wegstecken. Allerdings haben nicht alle Patienten mit erhöhten TSH-Werten die für eine Unterfunktion typischen Beschwerden, also Müdigkeit, Neigung zu Verstopfung, trockene Haut oder fehlender Antrieb. Und obwohl wir nicht Laborwerte, sondern den Patienten behandeln, macht es Sinn, eine latente (also verborgene) Unterfunktion zu therapieren. Denn sie wird sicher fortschreiten und früher oder später zu Symptomen führen. Außerdem heißt die Abwesenheit von Beschwerden nicht, dass die Dinge auf zellulärer Ebene nicht schon aus dem Lot geraten sind, auch wenn es der Patient noch nicht spürt.

Schilddrüsentabletten – mit und ohne Jod

Die Behandlung ist relativ einfach. Schilddrüsenhormone gibt es glücklicherweise in gepresster Form. Die Stoffe werden synthetisch hergestellt und sind – entgegen den ab und an im Netz kursierenden Meinungen – völlig ungefährlich. Das gilt allerdings erst seit Mitte der 1960er-Jahre. Vorher wurden funktionstüchtige Schilddrüsen vom Schwein für die Herstellung der Medikamente genutzt – besonders für Vegetarier und Veganer keine sonderlich gute Kost. Dennoch kamen Patienten, die Hormone brauchten, früher nicht um diese Präparate herum. Ein interessanter Nebeneffekt der damaligen Präparate war aber ein etwas breiteres Wirkspektrum (insbesondere nahmen die Patienten auch schneller ab). Genau erklären kann man das alles bisher nicht, aber es liegt natürlich nahe anzunehmen, dass es da noch andere Hormon-Player gibt, die wir bisher noch gar nicht kennen.

Die heute synthetisch hergestellten Tabletten beinhalten das Hormon Thyroxin, also T4, was ja weniger biologisch wirksam ist als T3 (siehe Seite 71). Weil die Medikamente geschluckt werden und dann – im Gegensatz zur dosierten Freisetzung aus der Schilddrüse – relativ unkontrolliert im Blutkreislauf ankommen, macht es durchaus Sinn, die biologisch weniger aktive Form zu verabreichen, da das T4 im Zielgewebe, also zum Beispiel im Herz, in T3 umgewandelt wird.

Es gibt Schilddrüsentabletten mit und ohne Jod. Neue Erkenntnisse zeigen aber, dass die zusätzliche Jodeinnahme beim Hashimoto eine ziemlich schlechte Idee ist. Früher war das nicht so klar wie heute, weshalb die Tabletten mit Jod bei der Diagnose Hashimoto heute nicht mehr verschrieben werden. Sie haben ihre Berechtigung beim seltenen Jodmangelkropf und bei Patienten mit Schilddrüsenknoten, die aber nicht gleichzeitig an Hashimoto leiden. Hashimoto-Patienten sollten keine jodierten Schilddrüsenmedikamente zu sich nehmen.

Extra

SCHILDDRÜSE UND ZYKLUSSTÖRUNGEN

Vor einigen Jahren wurde ich während meiner Sprechstunde von einer jungen Patientin angerufen, die über schwerste Zyklusschwankungen klagte. Sie habe ganz plötzlich schlimme Blutungen bekommen, obwohl ihre Periode erst in einer Woche fällig sei. Außerdem leide sie unter furchtbaren Schmerzen zeitgleich mit diesen Blutungen. Mir war nicht ganz klar, wie ich in diesem Fall weiterhelfen konnte. Gynäkologische Krankheitsbilder sind schließlich nicht gerade mein Spezialgebiet. Ich empfahl der Frau also, so schnell wie möglich einen entsprechenden Facharzt aufzusuchen, um der Angelegenheit auf den Grund zu gehen. Allerdings hatte sie das bereits getan. Ihr Gynäkologe war es, der ihr empfohlen hatte, sich bei mir zu melden, weil er befürchtete, dass die Zyklusprobleme etwas mit der Schilddrüse zu tun haben könnten. Allerdings konnte ich mir nicht erklären, wo das Problem liegen sollte. Schließlich war die Patientin seit Jahren medikamentös gut eingestellt. Den entscheidenden Faktor offenbarte sie mir allerdings erst, als ich die Frau fragte, ob sich denn in letzter Zeit etwas mit den Medikamenten geändert hatte, sie vielleicht auf Präparate eines anderen Herstellers zurückgreifen musste oder Ähnliches. Etwas beschämt gestand sie mir, dass sie seit ungefähr drei Wochen überhaupt keine Schilddrüsenmedikamente mehr nahm. Ihr Heilpraktiker hatte empfohlen die Hormone abzusetzen, da er grundsätzlich gegen Hormonbehandlungen sei und die aus Schweinedrüsen gewonnenen Schilddrüsenhormone angeblich mehr Schaden zufügten als nützten.
Der Zustand meiner Patientin bewies das Gegenteil.
Nachdem wir die Tabletten (Schilddrüsenhormone werden schon lange nicht mehr aus Schweinen gewonnen!) wieder angesetzt hatten, verschwanden die Symptome und der jungen Frau ging es wieder gut.

Info

KURZ UND BÜNDIG: REGELN IM UMGANG MIT SCHILD-DRÜSENTABLETTEN

1. Schilddrüsentabletten müssen regelmäßig eingenommen werden, möglichst immer zur gleichen Uhrzeit.
2. Schilddrüsentabletten sollten eine halbe Stunde vor dem Frühstück eingenommen werden.
3. Die Tabletten werden vom Arzt in einschleichender Dosierung verabreicht. Das bedeutet, dass man mit einer kleinen Menge beginnt und diese dann langsam steigert, bis die individuelle Dosis erreicht ist.
4. Regelmäßige TSH-Kontrollen sind nötig, um auf Veränderungen im Bedarf reagieren zu können.
5. Schilddrüsenmedikamente dürfen auf keinen Fall selbstständig abgesetzt werden, sondern müssen, wenn medizinisch sinnvoll, langsam ausgeschlichen werden.
6. Wegen der verschiedenen Arten der Verstoffwechselung im Körper sollten immer nur Schilddrüsentabletten vom selben Hersteller eingenommen werden.
7. Am Tag der TSH-Wert-Kontrolle sollte vor der Blutabnahme, die am Morgen stattfinden muss, keine Tablette genommen werden. Nach dem Arztbesuch kann die verpasste Dosis dann nachgeholt werden.
8. Schilddrüsenhormone sollten nicht gleichzeitig mit folgenden Lebensmitteln eingenommen werden: Sojamilch und andere sojahaltige Lebensmittel, Kaffee, Milch.
9. Schilddrüsenmedikamente sollten nicht gleichzeitig mit anderen Medikamenten eingenommen werden. Insbesondere Protonenpumpenhemmer wie Pantoprazol dürfen keinesfalls simultan geschluckt werden. Eine halbe Stunde Pause sollte zwischen den Einnahmen mindestens eingehalten werden.

Regelmäßige Kontrollen

Die Einstellung eines Patienten auf Schilddrüsentabletten ist nicht einfach. Das läuft nicht so ab wie beispielsweise bei Schmerztabletten oder bei Gichttabletten, wo man das Medikament einmal täglich nimmt – fertig. Und wenn die Symptome anhalten, dann erhöht man einfach die Dosis. Kein großes Ding!

Bei der Einnahme von Schilddrüsenmedikamenten ist das anders. Obwohl die Bandbreite an Schilddrüsenpräparaten nicht sonderlich groß ist, gibt es im Umgang mit den Hormonen einiges zu beachten.

Ganz wichtig: Die Einnahme der Medikamente muss einschleichend begonnen werden. Das bedeutet, dass man mit einer sehr kleinen Menge anfängt, die langsam gesteigert wird. Eine strenge Überwachung des Patienten ist in dieser Zeit nötig. Genauso dürfen die Medikamente nicht plötzlich wieder abgesetzt werden, denn das kann zu schwerwiegenden Symptomen führen.

Weil bereits kleinste Wirkstoffmengen (wir sprechen von Mikrogramm, also Millionsteln eines Gramms) große Auswirkungen haben, gilt bei der Einnahme und natürlich auch bei der Verschreibung besondere Sorgfalt. Jeder Patient bekommt seine ganz individuell auf ihn abgestimmte Dosis. Die wichtigsten Regeln im Umgang mit Schilddrüsentabletten habe ich für Sie auf Seite 80 zusammengefasst.

Allerdings ist die regelmäßige Einnahme der Medikamente nicht genug. Wie Sie ja bereits wissen, braucht jeder Patient seine ganz individuelle Hormondosis, die von vielen Faktoren abhängt, letzten Endes aber anhand des TSH-Wertes und des subjektiven Empfindens bestimmt wird. Gerade beim Einschleichen der Hormone zu Beginn der Behandlung reagiert der Körper sehr sensibel, weshalb sich der Arzt in kleinen Schritten an den optimalen TSH-Wert annähert. Dies geschieht in Absprache mit dem Patienten und unter Berücksichtigung seines Befindens, denn das ist genauso wichtig wie der Laborwert.

Ein aussagekräftiger Wert kann allerdings immer erst sechs bis acht Wochen nach der letzten Dosisänderung bestimmt werden, weil es ungefähr so lange dauert, bis die Veränderungen im Blut messbar sind.

Den TSH-Wert richtig interpretieren

Werfen wir einen Blick auf den TSH-Wert. Ihnen wird auffallen, dass der angestrebte Bereich bei Hormoneinnahme im unteren Normbereich liegt (siehe Infobox, unten). Hier wird es jetzt etwas kompliziert. Liegt nämlich eine Hashimoto-Krankheit vor, der Patient nimmt noch keine Hormone und fühlt sich alles in allem gut, hat also keine Symptome einer Unterfunktion, kann ein TSH-Wert im Normbereich akzeptiert werden, ohne dass mit der Hormongabe angefangen wird. Werden aber einmal Schilddrüsentabletten eingenommen, dann sollte der angestrebte Bereich in der unteren Norm liegen, wie in der Tabelle nachzulesen. Man hat herausgefunden, dass sich diese Hormonmenge am besten auf das Befinden des Patienten auswirkt. Außerdem nimmt man an (bewiesen ist das nicht), dass ein normalniedriger Wert, also beispielsweise 1,0 uU / ml, was wiederum einer relativ hohen Hormonkonzentration im Blut entspricht, das Wachstum von Knoten, die sich

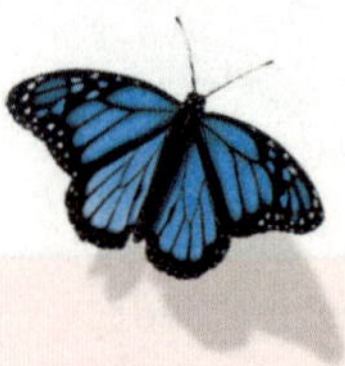

Info

TSH-WERTE

Normbereich: 0,27–4,2 uU / ml
angestrebter Wert bei Hormonbehandlung: 0,75–1,25 uU / ml
Überfunktion: ‹ 0,27 uU / ml
Unterfunktion (mit Vorsicht zu genießen): › 4,2 uU / ml

Info

UNTERFUNKTION UND SCHWANGERSCHAFT

Sie wissen bereits, dass die Schilddrüsenhormone eine wesentliche Rolle in der Reifung und Entwicklung eines kleinen Menschen spielen. Das fängt nicht erst bei der Geburt an. Selbst die Befruchtung ist bei Frauen mit Schilddrüsenunterfunktion ein Problem, was ja durchaus auch Sinn ergibt, wenn man davon ausgeht, dass sich ein potenzieller Embryo ohnehin schlecht entwickeln würde und das Kind im schlimmsten Falle behindert zur Welt käme. Deshalb sind schwangere Schilddrüsenpatientinnen eine ganz spezielle Gruppe. Während der gesamten Schwangerschaft muss der TSH-Wert sehr engmaschig kontrolliert werden. Die Schwelle zur Hormongabe ist deutlich niedriger als bei Nicht-Schwangeren.

ja gerne in Hashimoto-Schilddrüsen bilden, verhindert oder verlangsamt. Ein weiterer, enorm wichtiger Parameter bei der Interpretation des TSH-Wertes ist das sogenannte klinische Erscheinungsbild des Patienten. Wie fühlt er sich? Hat er Beschwerden, die auf eine Über- oder Unterdosierung hinweisen? Oft wird auf diese Facette etwas zu wenig Wert gelegt, sodass die Patienten sich manchmal nicht richtig verstanden fühlen und dann in den Bereich der alternativen, aber völlig wirkungslosen Heilansätze flüchten.

Sonderfall: Gehirn-Hashimoto

Die folgende Geschichte hat Sinn für Humor. Ein gutes Beispiel dafür ist der Name des Entdeckers eines Phänomens, das wir als Hashimoto-Encephalitis – »Gehirn-Hashimoto« – bezeichnen und von dem

bisher absolut ungeklärt ist, ob es überhaupt existiert. Einer der ersten, die 1966 die Idee hatten, die Schilddrüsenentzündung und das Gehirn stünden in einem wie auch immer gearteten Zusammenhang, hieß Brain (zu Deutsch: Gehirn).
Diesem Burschen kam ein Patient unter die Augen, der Hashimoto hatte und auffällige neurologische Symptome zeigte. Der Patient war verwirrt, litt unter Bewusstseinsstörungen, Halluzinationen, Zuckungen und allerlei anderen, erst einmal nicht erklärbaren Symptomen. Seitdem werden diese Beschwerden bei einem winzigen Teil der Hashimoto-Patienten immer wieder beschrieben, sodass man mittlerweile zu dem Schluss gekommen ist, dass Schilddrüsenfunktionsstörungen allgemein die Psyche und das Gehirn des Menschen stärker beeinflussen können, als uns das bisher bewusst war. So konnte man bei einigen Patienten zeigen, dass die Durchblutung in einem Bereich des Gehirns verändert war, der speziell für die Persönlichkeit zuständig ist.
Wie genau es zu dieser abnormalen Reaktion im Gehirn kommt, weiß keiner. Man nimmt aber an – und dafür gibt es gute Argumente –, dass die Antikörper schuld daran sind. Die greifen vermutlich nicht nur die Schilddrüse an, sondern fügen auch dem Gehirn erheblichen Schaden zu. Dazu müssten sie allerdings die sogenannte Blut-Hirn-Schranke überwinden, ein eingebauter Schutzmechanismus des Körpers, der es Substanzen schwer macht, dem Hirn zu schaden. Ob die Antikörper dazu in der Lage sind, muss noch gezeigt werden.
Für diese These spricht der Umstand, dass auch Patienten, die aus funktioneller Sicht gesund sind, also weder eine Über- noch eine Unterfunktion haben, betroffen sein können. Wir erinnern uns: Manchmal zeigt nur das Vorhandensein der Antikörper im Blut, dass da in der Schilddrüse etwas nicht stimmt. Der Betroffene braucht keine Medikamente und muss lediglich beobachtet werden. In ganz wenigen Fällen passen diese Autoantikörper vermutlich auch an Rezeptoren im Gehirn und führen so zu einer kaum erforschten Immunreaktion.

ANDERE FORMEN DER SCHILDDRÜSENUNTERFUNKTION

Die Hashimoto-Krankheit wird ziemlich oft mit einer Schilddrüsenunterfunktion gleichgesetzt. Diese Annahme ist, wie Sie nun wissen, falsch. Im Falle von Hashimoto kann sowohl eine Überfunktion als auch eine Unterfunktion oder aber auch eine ganz normale Schilddrüsenfunktion vorliegen. Andersherum haben nicht alle Patienten, die an einer Schilddrüsenunterfunktion leiden, automatisch eine Hashimoto-Thyreoiditis, wenn auch – zugegeben – Hashimoto der weitaus häufigste Grund dafür ist.
Einen kurzen Überblick über mögliche andere Ursachen einer Schilddrüsenunterfunktion gebe ich Ihnen auf den folgenden Seiten.

Primäre Formen der Unterfunktion

Wenn Ärzte über primäre Formen bestimmter Krankheiten sprechen, dann ist immer gemeint, dass die Erkrankung an sich das Problem ist und nicht als Symptom einer anderen Krankheit ins Spiel kommt. Was ein wenig kompliziert klingt, ist eigentlich ganz einfach zu verstehen. Nehmen Sie an, Sie stolpern, stürzen und brechen sich ein Bein. Dann liegt eine primäre Form des Beinbruchs vor. Die Abfolge von Ursache und Wirkung ist klar: Gestolpert und gestürzt, Bein gebrochen. Ganz einfach. Wenn Sie aber nur irgendwo leicht anecken und der Knochen sofort hin ist, dann sollte sich der behandelnde Arzt ernsthaft Gedanken über die Ursache des Bruchs machen. Vielleicht leiden Sie unter einer Osteoporose? Die Knochenschwäche ist in diesem Fall die Grunderkrankung, der Bruch nur ein Symptom. Haben Sie den Unterschied verstanden? Bei der Schilddrüse ist das nicht anders. Hier kann eine bestimmte Krankheit Auslöser der Unterfunktion sein, oder dieselbe ist eben nur eine Art Nebenschauplatz. Der Krieg tobt woanders.

Autoimmunerkrankungen

Die Autoimmunerkrankungen kennen wir ja schon. Der Vollständigkeit halber nenne ich sie hier aber noch mal als häufigste Form der primären Unterfunktion.

Schilddrüsenoperationen

Es gibt einige Krankheitsbilder, bei denen man die Schilddrüse zumindest teilweise entfernen muss. Nicht nur Knoten oder ein Kropf verlangen nach einem Chirurgen. Auch Schilddrüsenkrebs muss in der Regel operiert werden. Wenn die Schilddrüse weg ist, dann kann sie ihrer Aufgabe nicht mehr nachkommen. Eine Unterfunktion entsteht.

Medikamente

Eine Vielzahl von Medikamenten kann die Funktion der Schilddrüse beeinflussen. Bestimmte Herzmittel gehören dazu, genauso wie das radioaktive Jod, das eingesetzt wird, um der Überfunktion Herr zu werden (siehe Seite 129). Außerdem Antidepressiva. Und Schilddrüsenhormone selbst lösen ebenso eine Unterfunktion aus. Aus diesem Grund darf man sie auch nicht von heute auf morgen absetzen. Durch die kontinuierliche Einnahme der Hormonpillen wird die Schilddrüse unterdrückt, schrumpft und produziert weniger Hormone.

Einfach so …

Wie immer in der Medizin gibt es ungeklärte Fälle. Die Laborergebnisse und die Beschwerden des Patienten zeigen an, dass da nicht viel geht im Hals. Wieso und weshalb? Keine Ahnung. Manchmal ist die Drüse zu klein, manchmal einfach etwas faul. Man nimmt außerdem an, dass es bisher unentdeckte Faktoren gibt, die unserer Schilddrüse zusetzen. Ob das weitere Antikörper sind, die eine Autoimmunreaktion auslösen, oder ob es sich um ein Virus handelt, ist völlig unklar.

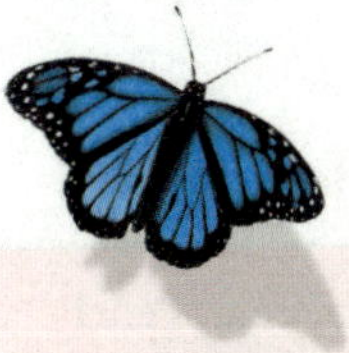

Extra

DIE MYSTERIÖSE SEROKONVERSION

Es geschah vor ein paar Jahren im Krankenhaus auf einer internistischen Station. Einer meiner Kollegen arbeitete dort als Oberarzt. Seine Hauptaufgabe war die Behandlung von Schilddrüsenpatienten. Diese Klientel machte auch den Großteil der Erkrankten dort aus. Täglich behandelte er mehrere Patienten mit autoimmun-bedingten Schilddrüsenproblemen, führte Ultraschalluntersuchungen durch und stellte die Menschen auf Hormone ein. Und auch dem Personal wurde regelmäßig Blut abgenommen. Zum einen hatte das natürlich betriebsärztliche Gründe, zum anderen wurde eine Kontrollgruppe gesunder Probanden für die Schilddrüsenforschung benötigt. Eine sogenannte Kontrollgruppe ist sehr wichtig, wenn man gute klinische Forschung machen möchte. Sie dient zum Vergleich von gesunden und kranken »Versuchskaninchen« und macht ein aussagekräftiges Ergebnis oft erst möglich. Jedenfalls litt keiner der Angestellten unter einer Hashimoto-Thyreoiditis. Sie waren alle gesund. Die Antikörper waren negativ, die Ultraschalluntersuchungen, die ebenfalls durchgeführt wurden, ohne pathologischen Befund. Doch dann, nach ein paar Jahren, passierte es: Die Blutergebnisse änderten sich plötzlich, eine Serokonversion fand statt. Das bedeutet, dass die Antikörper bei so gut wie allen Angestellten plötzlich positiv wurden. Sie hatten Hashimoto!

Was will uns diese Geschichte sagen? Um ehrlich zu sein, ich weiß es nicht. Natürlich handelt es sich um einen Einzelfall und es ist in der Medizin immer extrem gefährlich, aus solchen Einzelfällen allgemeingültige Regeln abzuleiten. Trotzdem legt es doch zumindest den Verdacht nahe, dass es sich bei der Hashimoto-Krankheit möglicherweise um eine Infektion handeln könnte. Bewiesen ist das freilich nicht. Spannend finde ich die ganze Angelegenheit aber zweifellos.

Sekundäre Formen der Unterfunktion

Wenn die primäre Form einer Erkrankung sich also dadurch auszeichnet, dass die Erkrankung selbst das Problem ist, dann ist sie bei der sekundären Form das Symptom einer anderen. Das bedeutet, um beim Bild zu bleiben, dass der Krieg an einem ganz anderen Ort tobt, das Hinterland (in dem Fall die Schilddrüse) aber indirekt in Mitleidenschaft gezogen wird. Natürlich muss, entdeckt man so eine Art der Funktionsstörung, das eigentliche Problem behoben werden. Nur so kommt auch die Schilddrüse wieder in Ordnung. Weil diese Formen der Schilddrüsenunterfunktion extrem selten sind, werde ich sie hier auch nur ganz kurz erwähnen.

Führen wir uns zunächst noch mal vor Augen, wie die Schilddrüse gesteuert wird: Vom Hypothalamus aus geht die Information über die Konzentration der Hormone im Blut via TRH an die Hirnanhangsdrüse (die Hypophyse). Diese schüttet TSH aus, das Hormon, das wir im Blut als Indikator für die Schilddrüsenfunktion messen können und das der Schilddrüse sagt: »Produziere mehr Hormone!«

Wenn auf diesem Weg irgendetwas bei der Informationsübermittlung schiefläuft, dann resultiert daraus eine Schilddrüsenunterfunktion, ohne dass jedoch etwas mit der Drüse selbst nicht stimmt. Im Falle von Schädigungen der Hypophyse oder des Hypothalamus kann beispielsweise kein TSH mehr produziert werden und die Schilddrüse drosselt ihre Funktion. In diesem – extrem seltenen – Einzelfall ist dann das TSH im Blut niedrig, obwohl eine Unterfunktion vorliegt. Der Arzt kann das beurteilen, indem er sich die freien Hormone, die ja auch gemessen werden, anschaut. Aber, wie gesagt, das ist selten.

Wenn die Hirnanhangsdrüse ein Problem hat, spricht man übrigens von sekundärer Unterfunktion, wenn die Schwierigkeit im Hypothalamus sitzt, von tertiärer Unterfunktion. Um welche Krankheiten handelt es sich hier? Üblicherweise um Tumoren oder Schlaganfälle.

DIE SCHILDDRÜSENUNTER-FUNKTIONEN, DIE KEINE SIND

Nachdem wir die verschiedenen Formen der echten Schilddrüsenunterfunktion kennengelernt haben, müssen wir uns noch über die Pseudounterfunktion unterhalten. Dieses Phänomen kommt häufiger vor, als man gemeinhin denkt.

Um zu verstehen, um was es sich bei dieser »Krankheit« handelt, muss man zuallererst wissen, dass sich der TSH-Wert im Laufe des Lebens stark verändert. Der Wert schwankt sogar im Verlauf des Tages, was dazu führt, dass man am Abend ganz andere Werte misst als am Morgen. Um die Werte vergleichen zu können, muss das Blut deshalb immer zur gleichen Tageszeit – im besten Fall morgens – abgenommen werden. Und das ist wirklich wichtig, da sich aus den gewonnenen Ergebnissen ja entscheidende Konsequenzen ergeben.

Hormontherapien für die Katz

Wenn also die Höhe des TSH im Laufe des Tages schwankt, dann können Sie sich sicher vorstellen, dass Ereignisse wie Wachstum und Pubertät die Sache erst recht durcheinanderbringen. Bei Kindern und jungen Erwachsenen zwischen 12 und 22 ist der Wert oft viel höher, als die Normwerte es »erlauben«. Man kann sich den Grund dafür recht einfach herleiten: Die Pubertät ist eine Zeit des Wandels und der physischen Umstellung. Alles wächst und differenziert sich. Dafür braucht der Körper logischerweise Energie. Und wer ist für deren Bereitstellung verantwortlich? Richtig – die Schilddrüse. Insofern liegt eigentlich immer eine mehr oder weniger stark ausgeprägte Unterfunktion vor. Nicht, weil die Schilddrüse ein Problem hat, sondern weil der Körper einfach sehr viel verlangt. Diese latente Unterfunktion hat keinen Krankheitswert und sollte nicht behandelt werden.

Diese Erkenntnis ist allerdings noch nicht so lange ins Bewusstsein der Mediziner durchgesickert. Deshalb haben immer wieder pubertierende Mädchen und Jungen eine Hormontherapie bekommen, die sie nach heutigem Stand des Wissens gar nicht brauchen. Trotzdem ist die Empfehlung der Ärzte von damals natürlich nachzuvollziehen. Die Jugendlichen fühlten sich meist schlapp und energielos – ein in der Pubertät durchaus normaler Zustand –, und im Blut ließ sich ein deutlich erhöhter TSH-Wert nachweisen – ein in der Pubertät ebenfalls normaler Zustand. Die Bestimmung der Antikörper und ein Schilddrüsenultraschall gehörten früher nicht unbedingt zum Standardrepertoire aller Mediziner. Müdigkeit und ein hoher TSH-Wert reichten aus, um eine Schilddrüsenunterfunktion oder sogar eine Hashimoto-Krankheit zu diagnostizieren. Was aus heutiger Sicht kaum nachvollziehbar ist, war also früher durchaus normale medizinische Praxis. Und wenn heute Patienten zu mir kommen, um ihre Schilddrüsenwerte kontrollieren zu lassen, stellt sich bei einem genaueren Check-up oft heraus, dass weder Antikörper vorhanden sind, die auf Hashimoto oder eine andere Autoimmunerkrankung verweisen, noch der Ultraschall in irgendeiner Weise Auffälligkeiten zeigt.

Ein weiterer Grund für die fälschliche Einnahme von Schilddrüsentabletten ist die Schwierigkeit, den TSH-Wert richtig zu interpretieren. Zwar gibt es allgemeingültige Leitlinien, die eindeutige, von Fachgesellschaften zusammengestellte Empfehlungen aussprechen, aber niemand ist gezwungen, sich daran zu halten. Und so kommt es, dass Patienten manchmal bei einem leicht erhöhten TSH-Spiegel sofort mit Medikamenten »versorgt« werden, obwohl die Leitlinien empfehlen, genau das nicht zu tun – natürlich nur, wenn es keinen Hinweis auf eine autoimmun bedingte Schilddrüsenerkrankung gibt.

Was tut man also mit diesen Patienten? Welche Empfehlung kann man ihnen geben? Die Antwort darauf ist nicht ganz einfach und hängt auch von der Philosophie und dem Blickwinkel des Arztes ab.

Überflüssige Medikamente absetzen – aber mit Bedacht

Ich persönlich lehne es ab, Patienten Medikamente zu verschreiben, die sie nicht brauchen. Aus diesem Grund schleiche ich die Schilddrüsenhormone nach und nach aus. Das ist aus zweierlei Gründen absolut essenziell. Ein plötzliches Absetzen verbietet sich. Zum einen weiß ich natürlich nie, ob nicht doch eine primäre Unterfunktion vorliegt, die man im Labor und im Ultraschall schlicht nicht erkennt. (Sie erinnern sich? Manchmal weiß man einfach nicht, wo das Problem herkommt.) In diesem Fall merkt man bereits bei der ersten Kontrolle sechs bis acht Wochen nach der Dosisreduktion, dass das TSH nicht mitspielt. Zum anderen ist die Schilddrüse nach jahrelanger Hormontherapie natürlich im Winterschlaf. Sie braucht Monate, um wieder richtig anzulaufen, auch wenn sie gar nicht krank ist. Denn in dem Moment, in dem ein schilddrüsengesunder Mensch Hormone schluckt, kommen im Hypothalamus, also der Schaltzentrale, mehr davon an als sonst und suggerieren, dass die Schilddrüse zu viele produziert. Die wird folglich unterdrückt. Fallen dann die Hormone von außen einfach weg, reicht die Eigenleistung der Schilddrüse erst einmal nicht mehr aus, um den Bedarf des Körpers zu decken. Die häufig zu hörende Aussage, mit Hormonen würde die Schilddrüse »angestupst«, ist also absolut falsch und entbehrt jeder medizinischen Grundlage.
Und hier setzt die zweite Option an, die man als Arzt in solch einem Fall hat: einfach nichts tun und das Ganze weiterlaufen lassen. Aus medizinischer Sicht spricht nichts dagegen, die Präparate weiter einzunehmen. Ich persönlich finde es allerdings nicht sonderlich zweckmäßig, weil ja doch regelmäßige Blutkontrollen nötig sind. Außerdem ist man immer von den Schilddrüsenhormonen abhängig. Im Falle einer Unterfunktion ist das in Ordnung. Wenn es aber nicht sein muss, weshalb sollte man sich dann von den Tabletten abhängig machen?

DIE SCHWIERIGE INTERPRETATION DES TSH-WERTES

Die Interpretation des TSH-Wertes ist nicht ganz einfach und bedarf einiger Übung. Aber nicht nur das – immer wieder wird von Patienten moniert, dass die Ärzte nur auf das TSH schauen und bei erhöhten Serumspiegeln blind Schilddrüsenhormone verschreiben. Diese Kritik mag, so sie denn faktisch zutrifft, angebracht sein. Denn ein TSH außerhalb des Normbereiches rechtfertigt an sich keine Therapie. Das wissen Sie jetzt. Beim Hashimoto ist das allerdings wieder etwas anders. Hier muss der TSH-Wert in strengen Grenzen eingestellt sein. Wie genau die TSH-Interpretation zu erfolgen hat, dazu gibt es immer wieder neue wissenschaftliche Erkenntnisse.
Allein der Umstand, dass ein hohes TSH nicht per se sofort eine Unterfunktion anzeigt, sondern oft auch einfach nur einen erhöhten körperlichen Bedarf, wie er beispielsweise in der Pubertät oder im Alter anzutreffen ist, zeigt, wie wichtig die Interpretation im Kontext der individuellen Beschwerden des Betroffenen ist. Zwar kommt dem Allgemeinbefinden des vermeintlich Schilddrüsenkranken auch ein hoher Stellenwert zu, letztlich ist aber auch das Vorhandensein von Müdigkeit, Abgeschlagenheit und Gewichtszunahme kein sicherer Indikator für eine Schilddrüsenerkrankung, sondern dient leider viel zu oft als übereilt herangezogene Alibidiagnose, mit der sowohl Arzt als auch Patient gut leben können. So spielt beispielsweise auch das Gewicht des Patienten eine große Rolle. Eher übergewichtige Menschen neigen zu einem höheren TSH-Wert, Fastenkuren lassen ihn abfallen. Auf welcher Ebene der Mechanismus hier ansetzt, also ob tatsächlich eine Störung der Schilddrüsenfunktion oder eine Bedarfsanpassung (der Körper braucht mehr oder weniger Hormone) vorliegt, ist unklar. Klar ist aber, dass die alte Parole: »Wir geben mal ein paar Hormone, um die Schilddrüse anzuschubsen!« eine falsche ist.

Die Rolle des Übergewichts

So liegt beispielsweise bei übergewichtigen Patienten mit einem erhöhten TSH-Wert der einfache Schluss nahe, das Übergewicht komme von einer Unterfunktion der Schilddrüse. Wenn aber keine Autoimmunerkrankung wie Hashimoto gefunden wird, dann muss man sich fragen, woher die Schilddrüsenunterfunktion kommt. Betrachtet man den TSH-Wert aber in dem Kontext, dass fettleibige Patienten zu hohen TSH-Werten neigen, dann ist die ärztliche Empfehlung nicht die, von nun an Hormone einzunehmen, sondern von nun an abzunehmen. Wahrscheinlich wird dann auch der TSH-Wert wieder sinken, ganz von allein und ohne die Zufuhr von Hormonen. Die Einnahme von Schilddrüsenhormonen zur Gewichtsreduktion wird zwar oft ausprobiert, hat aber nachweislich keinen Erfolg (siehe »Was wir nicht wissen ...«, Seite 214 f.).

Den Einsatz von Hormonen sorgfältig abwägen

Der Griff zur Tablette und damit zur Hormontherapie muss gut begründet sein und darf sich keinesfalls ausschließlich aus einem einzelnen Blutwert ergeben! Insbesondere bei einem erhöhten Bedarf an Schilddrüsenhormonen (also nicht bei einer Fehlfunktion der Drüse selbst) ist nämlich noch nicht einmal richtig klar, ob wir Ärzte mit dem T4, das wir mit den Medikamenten hauptsächlich verabreichen, überhaupt richtig liegen oder ob es noch ein ganz anderes, mysteriöses drittes Hormon gibt, das wir bisher gar nicht kennen und das Licht ins Dunkel all dieser offenen Fragen bringen könnte ...

Alles in allem benötigt der Umgang mit den Hormonpräparaten deutlich mehr Wissen als das, ein paar Tabletten zu verschreiben, wenn der Wert leicht erhöht ist. Eine differenzierte und individuelle Herangehensweise ist der Schlüssel im richtigen Umgang mit Patienten, die einen auffälligen TSH-Wert aufweisen.

Auf 180

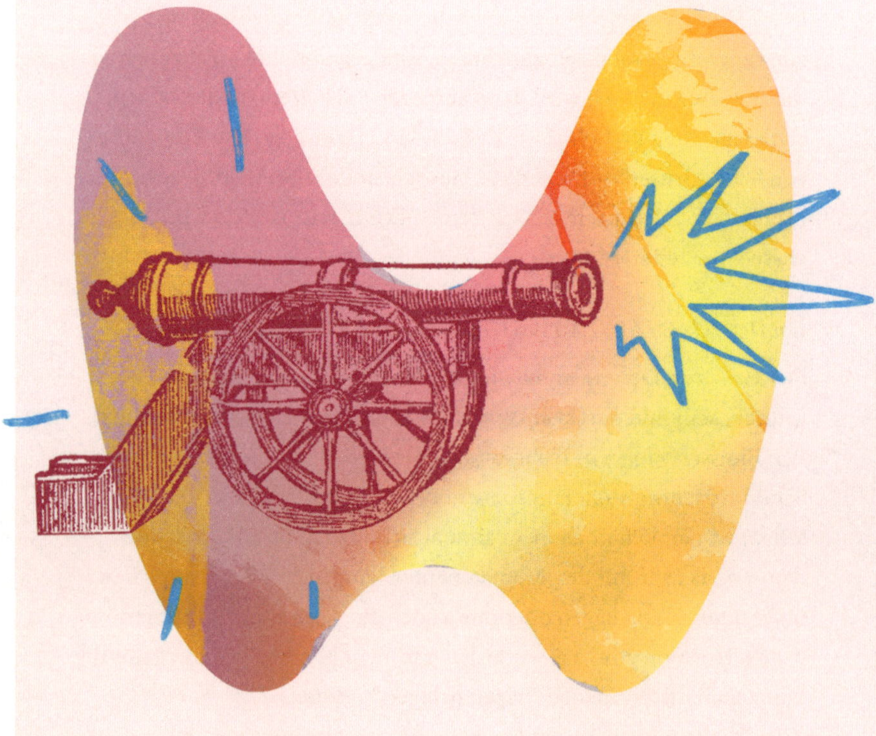

Sperrfeuer aus dem Hals

Nachdem wir uns ausführlich mit der Schilddrüsenunterfunktion beschäftigt haben, kehren wir das Problem nun ins Gegenteil. Denn der Körper braucht die kleinen Helferlein zwar dringend, aber auch in diesem Fall gilt: Zu viel ist zu viel!

Nun gibt es verschiedene Ursachen, die unseren kleinen Generator im Hals dazu veranlassen können, richtig loszulegen. Eines ist aber immer gleich: Die Drüse arbeitet abgekoppelt vom regulatorischen Kreislauf. Hypophyse und Hypothalamus sind nicht in der Lage, der kontinuierlichen Produktion und Ausschüttung der Hormone etwas entgegenzusetzen. Die Konsequenzen können fatal sein … Der menschliche Körper ist nämlich deutlich besser darin, eine Unterfunktion zu kompensieren, als mit einer Überfunktion klarzukommen. Stellen Sie sich vor, zwei Menschen verfügen beide über eine exakt gleich große Menge Geld. Sagen wir 2 000 Euro. Sie müssen mit dieser Summe einen Monat lang klarkommen. Einer der beiden, nennen wir ihn Herrn Hashimoto, ist sehr sparsam. Er trinkt Wasser aus dem Wasserhahn und isst kaum etwas. Luxusgüter gönnt er sich überhaupt nicht. Der andere, Herr Basedow, genießt das Leben in vollen Zügen und geht mit dem Geld erst einmal ausgiebig shoppen. Am Ende des Monats hat Herr Hashimoto noch eine Menge Geld übrig, während unser Freund Basedow bereits seit 20 Tagen pleite ist. Bei einer Unter- beziehungsweise Überfunktion der Schilddrüse verhält es sich ganz ähnlich. Während uns die Unterfunktion in einen ungewollten Sparmodus führt, schließt die Überfunktion unsere Energiereserven praktisch kurz. Für den Körper ist beides nicht sonderlich gut.

MORBUS BASEDOW: HASHIMOTOS GEGENSPIELER

Wer in der Medizin unsterblich werden will, der muss dafür sorgen, dass eine Krankheit nach ihm benannt wird. Die autoimmun bedingte Schilddrüsenunterfunktion wurde von Herrn Hashimoto entdeckt, das wissen wir bereits. Folgerichtig hat also Herr Basedow (1799–1854) die Sache mit der Überfunktion aufgeklärt?

Leider falsch.

Denn als Carl Adolph von Basedow 1840 seinen Teil zur Geschichte beitrug, hatte der Ire Robert James Graves (1797–1853) schon fünf Jahre lang den Durchblick. Nun war das früher nicht ganz so einfach wie heute, wo auch neu entdecktes Wissen jederzeit und für jedermann abrufbar ist. Dinge wie Suchmaschinen oder Register, in denen wissenschaftliche Abhandlungen mit genauem Datum der Veröffentlichung binnen Sekunden einzusehen waren, gab es schlicht nicht. Es konnte also leicht sein, dass ein Forscher etwas Bedeutendes herausfand, von dem er sich die Aufnahme in den wissenschaftlichen Olymp erhoffte, die gleiche Sache aber schon viel früher von jemand anderem erfunden oder entdeckt wurde. Aber da wir Deutschen Patrioten sind und manchmal in der Medizin unser ganz eigenes Süppchen kochen, nennen wir die Krankheit Morbus Basedow. Der Rest der Welt sagt Graves-Krankheit. Ganz zu Unrecht haben wir dieser speziellen Form der Schilddrüsenüberfunktion ihren Namen aber nicht gegeben, denn Herr Basedow beschrieb jenen Dreiklang aus Symptomen, die die Krankheit ausmachen, als Erster. Menschen mit Morbus Basedow leiden nämlich klassischerweise in mehr oder weniger starker Ausprägung an einem Kropf, hervortretenden Augen und einem schnellen Herzschlag. Zwar war dieser Beschwerdekomplex wiederum schon Jahre vorher beschrieben worden, Basedow war aber der Erste, der die ganze Angelegenheit der Schilddrüse zuordnete.

Extra

PLÖTZLICHE SCHLAFLOSIGKEIT

Noch während meines Studiums klagte ein Freund von mir im Sommer über Schlaflosigkeit. Jeder, der schon einmal unter einer solchen Attacke gelitten hat, weiß, wie belastend es ist, einfach nicht mehr einschlafen zu können. Während des Studiums ist die Sache noch mal schwieriger, weil Schlaf essenziell für die Konzentration ist, die man tagsüber unbedingt benötigt. Das Problem sei ganz plötzlich aufgetreten, sagte er. Er liege nachts wach und seine Gedanken kämen überhaupt nicht zur Ruhe. Außerdem schwitzte er ständig, sodass er manchmal nur in Boxershorts schlief, um nicht immer den Schlafanzug wechseln zu müssen. Wie Studenten so sind, nahmen wir die Probleme nicht ernst. »Trink halt mehr Bier!«, rieten wir dem armen Kerl. Aber auch der Konsum erheblicher Mengen Alkohol verbesserte das Problem keineswegs, vielmehr führte dies dazu, dass der Bursche nicht nur nicht schlafen konnte, sondern sich zudem fühlte wie auf einem Segelschiff im Nordmeer. Nachdem er überhaupt nicht mehr zur Ruhe kam und auch tagsüber trotz seiner Schlaflosigkeit ständig aufgekratzt und nervös wirkte, rieten wir ihm, einen Arzt aufzusuchen. Der fand erst einmal gar nichts und empfahl ihm, die Sache ein bisschen entspannter angehen zu lassen. Eine Schachtel Schlaftabletten später wusste mein Kumpel also genauso viel wie vorher. Glücklicherweise nahmen wir im Physiologieunterricht gerade das Thema Schilddrüse durch. Mit der Frage, ob wohl eine Überfunktion vorlag, ging der junge Mann in die Uniklinik und ließ sich Blut abnehmen. Und tatsächlich: Der TSH-Wert war so niedrig, dass man ihn nicht mehr messen konnte. Die Schilddrüsenhormone waren deutlich erhöht. Mein Freund litt unter einer autoimmun-bedingten Schilddrüsenüberfunktion, der sogenannten Basedow-Krankheit. Die musste dringend behandelt werden!

Aktivierende Antikörper – Teufel im Schafspelz

Was also versteckt sich hinter dieser Krankheit, um deren Namensgebung die Wissenschaftler buhlten? Im Grunde das Gleiche wie beim Hashimoto, nur eben doch ganz anders. Aus einem bisher ungeklärten Grund bildet der Körper bei Hashimoto Antikörper gegen die Schilddrüse, die zum Abbau des Gewebes und damit zum Tod der Schilddrüsenzellen führen. Beim Morbus Basedow ist das grundsätzlich ähnlich. Das Immunsystem produziert Antikörper, die nach dem Schlüssel-Schloss-Prinzip an der äußeren Membran der Schilddrüsenzellen andocken. Nur erkennt das Immunsystem nicht, dass es sich um Feinde handelt, und zerstört sie nicht (wie dies bei der Hashimoto-Krankheit der Fall ist). Nein, die Antikörper beim Morbus Basedow, die sogenannten TSH-Rezeptor-Antikörper, kurz TRAK, haben eine ganz andere Wirkung auf die kleine Drüse im Hals.

Führen wir uns noch einmal in aller Kürze den Mechanismus ihrer Steuerung vor Augen: Der Hypothalamus misst die Konzentration der Schilddrüsenhormone im Blut und reguliert über das TRH, welches in der Hirnanhangsdrüse wirkt, deren TSH-Ausschüttung. Dieses Hormon wiederum gibt der Schilddrüse den Befehl, die Hormone T3 und T4 zu produzieren und in Umlauf zu bringen.

TRAKs machen genau das Gleiche. Sie wirken wie lauter kleine TSH-Partikel, nur ist es so, dass diese keinerlei Kontrolle unterliegen, sondern einfach da sind und Unheil anrichten. Und das besteht darin, der Schilddrüse zu suggerieren, sie solle mal so richtig Gas geben. Ganz plötzlich sind die Kontrollinstanzen Hypothalamus und Hypophyse also einfach ausgehebelt, die TRAKs hören nicht auf sie, und der Energiestoffwechsel des gesamten Körpers unterliegt keiner Kontrolle mehr. Dass dieser Zustand zu schwerwiegenden Problemen führen kann, ist eigentlich klar, oder?

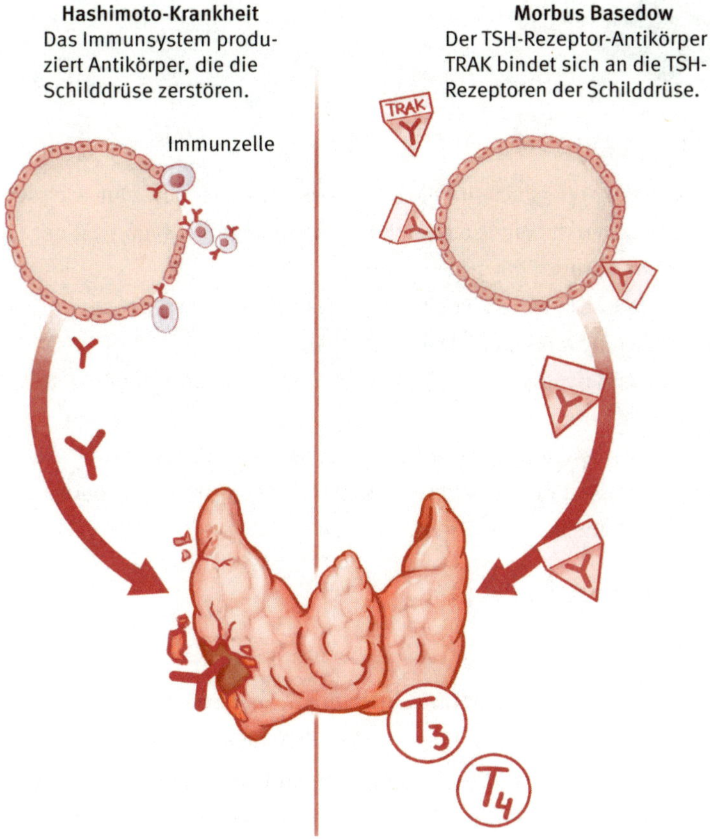

Bei der Hashimoto-Krankheit zerstören die Antikörper die Schilddrüse, beim Morbus Basedow verursachen sie eine unkontrollierte Aktivierung des Organs.

Die Ursache bleibt im Dunkeln

Wie bei der Hashimoto-Krankheit sind die genauen Ursachen für die Entwicklung einer Basedow-Krankheit weitgehend unerforscht. Grundsätzlich spielen genetische, aber auch andere Faktoren, wie etwa Stress oder Virusinfektionen, eine Rolle. Hier sind die häufigsten Risikofaktoren, die die Entstehung eines Morbus Basedow begünstigen:

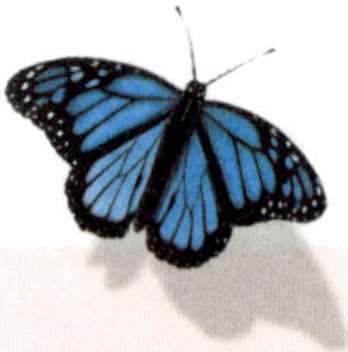

Info

EIN PAAR FAKTEN

- Die Jodversorgung scheint auch beim Morbus Basedow eine wichtige Rolle zu spielen. Ist diese ausreichend, dann liegt die Häufigkeit der Erkrankung bei zwei bis drei Prozent.
- Auch die Überfunktion ist ein Sexist. Nur etwa ein Zehntel der an Morbus Basedow Erkrankten sind Männer.
- Frauen sind besonders häufig zwischen Pubertät und Menopause betroffen.
- In der westlichen Welt ist der Morbus Basedow die häufigste Form der Schilddrüsenüberfunktion. Die Neuerkrankungsrate liegt bei einem von 1 000 Deutschen im Jahr.

Geschlecht

Autoimmunerkrankungen im Allgemeinen, aber besonders die der Schilddrüse sind Sexisten! Frauen erkranken deutlich häufiger daran. Da macht auch der Morbus Basedow keinen Unterschied. Ein Zusammenhang zwischen den weiblichen Geschlechtshormonen und Schilddrüsenautoantikörpern wird diskutiert.

Schwangerschaft

Eine Schwangerschaft per se ist kein Risikofaktor für die Entwicklung einer autoimmun-bedingten Schilddrüsenüberfunktion. Liegt allerdings die Veranlagung vor, so kann eine Schwangerschaft die Entstehung des Morbus Basedow begünstigen – auch einer der Gründe, weshalb die Schilddrüsenhormonspiegel in der Schwangerschaft so engmaschig kontrolliert werden müssen. Schilddrüsenhormone sind nämlich plazentagängig. Das bedeutet, dass sie über die Plazenta in den Körper des sich entwickelnden Fötus gelangen und diesem schaden können, wenn sie in zu hoher Konzentration vorliegen. Obwohl Thiamazol, das Medikament der Wahl bei Schilddrüsenüberfunktion, in der zweiten Hälfte der Schwangerschaft eingenommen werden kann, sollte man – wenn sie bekannt ist – eine Schilddrüsenüberfunktion vor der Planung eines Kinderwunsches behandeln.

Info

SCHILDDRÜSENÜBERFUNKTION UND SCHWANGERSCHAFT – EINE SCHWIERIGE BEZIEHUNG

Wie auch beim Hashimoto ist die Fruchtbarkeit von Frauen mit Morbus Basedow deutlich eingeschränkt, was vermutlich ein Schutzmechanismus des Körpers ist. Denn eine unerkannte Überfunktion bei der Mutter kann, je nach Ausprägung, zu ernsthaften Symptomen beim Kind führen. Insbesondere im ersten Schwangerschaftsdrittel können Abgänge die Folge sein, aber auch später sind Früh- und Totgeburten eine häufige Komplikation. Schaffen es die Kleinen auf die Welt, dann sind sie meist sehr untergewichtig und schlecht entwickelt.

Allerdings kann nicht nur der Morbus Basedow zu einer Schilddrüsenüberfunktion während der Schwangerschaft führen. Auch das Schwangerschaftshormon Choriongonadotropin, das durch die Plazenta gebildet wird, kann die Schilddrüse stimulieren und so zu einer Funktionsstörung führen. Diese verschwindet allerdings von ganz alleine wieder. Ganz generell gilt übrigens, dass schwangere Frauen einen relativen Mangel an Schilddrüsenhormonen haben, weshalb sie täglich 200 bis 300 Mikrogramm Jod einnehmen sollten – und das bis zum Ende der Stillzeit.

Rauchen

Die Kausalität ist ganz klar: Je mehr geraucht wird, desto höher ist das Risiko, einen Morbus Basedow zu entwickeln. Außerdem ist das Risiko bestimmter Komplikationen der Krankheit (wir kommen ab Seite 108 noch dazu) bei Rauchern deutlich erhöht. Ist ja auch logisch – das Rauchen beeinflusst das Immunsystem und Morbus Basedow ist eine Autoimmunerkrankung. Insofern liegt der Zusammenhang auf der Hand. Dass Rauchen »nur« zu Lungenkrebs führt, ist eine allgemeine Fehlannahme. Die möglichen Konsequenzen des Glimmstängels sind extrem vielfältig.

Die Genetik

Wie bei allen Autoimmunerkrankungen spielen auch beim Morbus Basedow die Karten, mit denen man ins Rennen geht, eine große Rolle. Früher, kurz nach Aufkommen der klinischen Genetik, also jenem Fachgebiet, das für die Erforschung und potenzielle Behandlung angeborener Erkrankungen zuständig ist, dachte man, dass so gut wie alles mit den Genen in Zusammenhang steht. Heute weiß man, dass auch äußere Einflüsse eine große Rolle spielen – eine gute Nachricht, denn diese sind – im Gegensatz zu den Genen – bekanntlich beeinflussbar. Ähnlich wie Hashimoto tritt der Morbus Basedow in bestimmten Familien gehäuft auf. Eine direkte Vererbung, wie beispielsweise bei der Bluterkrankheit, gibt es aber nicht. Es ist anzunehmen, dass die erbliche Komponente etwas mit dem HLA-DR3-Antigen (siehe Infobox, rechts) zu tun hat.

Autoimmunerkrankungen

Das Vorkommen anderer Autoimmunerkrankungen, wie beispielsweise Diabetes Lupus oder Arthritis, erhöht das Risiko, einen Morbus Basedow zu entwickeln (siehe Infobox, rechts).

Info

HLA-DR3

HLA-DR3 ist der Name eines Proteins, das die Oberfläche unserer Zellen bedeckt. Allerdings sind nicht alle Menschen Träger dieses sogenannten Antigens. Doch wer es besitzt, dem beschert es ein erhöhtes Risiko für bestimmte Autoimmunerkrankungen. Morbus Basedow ist mit HLA-DR3 vergesellschaftet. Auch andere Leiden, wie Diabetes, bestimmte Formen der Magenschleimhautentzündung, Lupus oder Arthritis, kommen bei Patienten, die dieses Antigen auf ihren Zellen haben, gehäuft vor. Welche Bedeutung die verschiedenen Oberflächenantigene haben, ist noch nicht vollständig erforscht. Man kann sich das in etwa so vorstellen: Nicht jede menschliche Zelle hat genau das gleiche Relief. Manche Menschen haben »rauere« Zellen, andere »flachere«. Das HLA-DR3-Protein ist für das Immunsystem schwer zu erkennen, sodass es manchmal zu Missverständnissen kommt und die Zellen als fremd interpretiert und somit attackiert werden, obwohl sie zum Körper gehören. Die Folge sind die entsprechenden Autoimmunerkrankungen.

Alter

Das Alter ist ein unabhängiger Risikofaktor für die Entstehung eines Morbus Basedow. Die Krankheit entwickelt sich selten vor dem 35. Lebensjahr, zählt also zu den Erkrankungen der zweiten Lebenshälfte.

Stress

Und da ist er wieder – der gute alte Stress. Können Sie sich vorstellen, wie es ständig aktiven Rauchern in unserer Welt geht, die an Bewegungsmangel leiden? Fast ein Todesurteil. Wir sollten unseren Lebensstil wirklich überdenken, insbesondere weil immer offensichtlicher wird, dass Stress das Immunsystem beeinflusst und unterdrückt und die Hürde für Autoimmunerkrankungen wie den Morbus Basedow immer weiter senkt. Und weil der böse Stress nicht nur für den Morbus Basedow, sondern für viele andere, sogenannte Zivilisationskrankheiten verantwortlich ist, wäre es wirklich gut, diesbezüglich etwas zu tun, wenn – ja wenn nur das Wörtchen wenn nicht wäre …

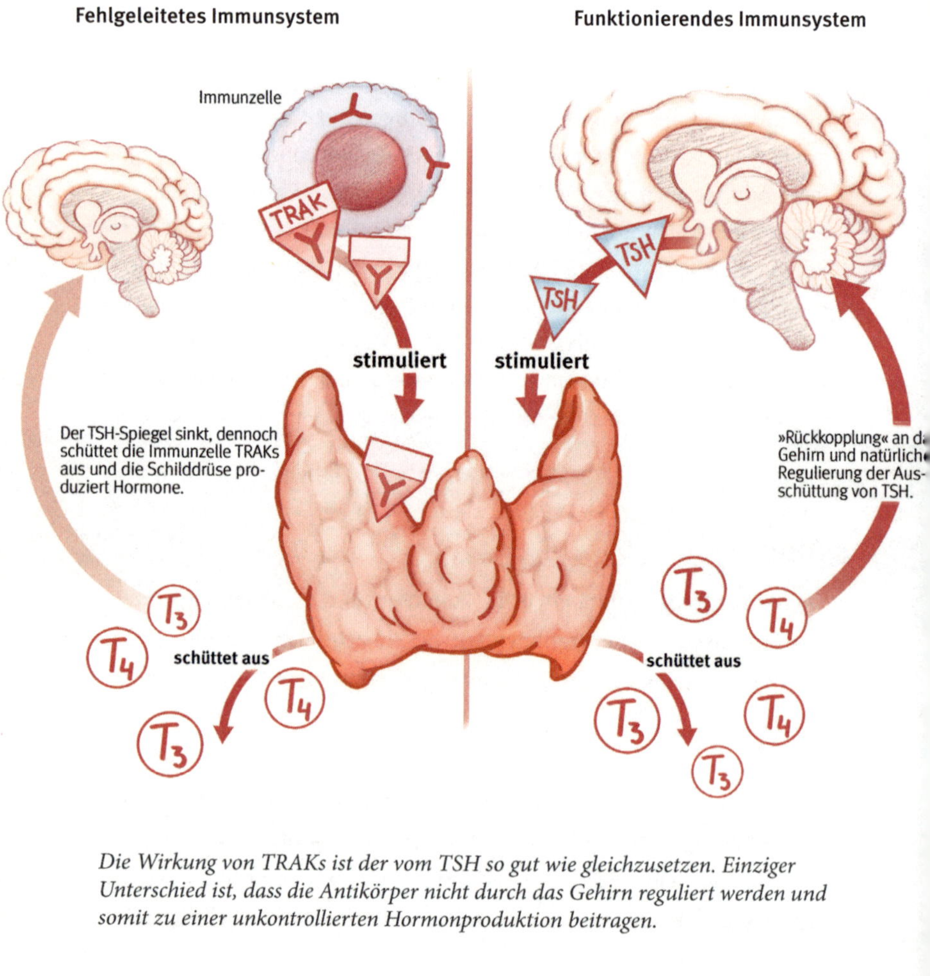

Die Wirkung von TRAKs ist der vom TSH so gut wie gleichzusetzen. Einziger Unterschied ist, dass die Antikörper nicht durch das Gehirn reguliert werden und somit zu einer unkontrollierten Hormonproduktion beitragen.

Feuer frei!

Was passiert also im Hals, wenn die Kontrolle von außen fehlt?
Im Grunde haben die TRAKs die gleiche Wirkung wie das TSH. Sie docken an der Schilddrüse an und erhöhen dort die Jodaufnahme. Viel Jod heißt viele Schilddrüsenhormone. Auch andere Produktionsschritte werden hochgefahren und die Freisetzung der Hormone ins Blut durch die Autoantikörper veranlasst. Alles völlig unkontrolliert.

Die Schilddrüse im Fitnesstudio

Das wiederum hat den gleichen Effekt auf die Schilddrüse wie ein regelmäßiger Besuch im Fitnessstudio auf die Muskeln. Durch die kontinuierliche Arbeit wird die Drüse immer größer – ein Kropf entsteht. Die freigesetzten Hormone führen außerdem zu einem völlig entkoppelten und beschleunigten Stoffwechselverhalten. Die Hormone, die im Gehirn ankommen, werden einfach ignoriert. Dabei sollten sie dort eigentlich dafür sorgen, dass der Hypothalamus der Hirnanhangsdrüse und die wiederum der Schilddrüse den Befehl zum Anhalten gibt. Das System funktioniert zwar. Aber der TSH-Wert im Blut ist bei diesen Patienten so niedrig, dass man ihn kaum messen kann. Das bedeutet: Obgleich der Feedback-Mechanismus einwandfrei funktioniert, interessiert sich die Schilddrüse nicht mehr dafür, was der oberste Chef, nämlich der Hypothalamus, sagt. Sie ist von den TRAKs gekapert worden und entzieht sich damit der Kontrolle.
Für die Betroffenen ist das extrem unangenehm. Sie haben das Gefühl, jemand hätte einen Turbo gestartet, den sie nicht abstellen können. Obwohl der Körper heiß läuft und man meinen könnte, die Erkrankten strotzten vor Energie, ist die Überfunktion eine erhebliche Belastung. Denn der Stoffwechsel der Menschen beruht auf einer empfindlichen Balance zwischen Energiegewinnung und Verbrennung. Wenn diese in die eine oder andere Richtung kippt, wird es gefährlich.

Der klassische Morbus-Basedow-Patient

Normalerweise versucht man in der Medizin, Pauschalisierungen zu vermeiden. Nichtsdestotrotz existiert beim Morbus Basedow ein klassisches Patientenbild. Erinnern Sie sich? Die deutsche Bezeichnung der Krankheit nach Herrn Basedow entspricht nicht dem englischen Pendant, weil es nicht Basedow selbst war, der die Erstbeschreibung vorgenommen hat. Trotzdem hat sich der Herr sehr um die Krankheit verdient gemacht, denn die Erkenntnis, dass Patienten mit dieser Art der Autoimmunkrankheit meistens unter einer spezifischen Trias leiden, kommt von ihm.

Die Relevanz dieser Entdeckung mag in heutigen Zeiten nicht sonderlich nachvollziehbar sein. Denn heute interessieren uns mehr die Blutwerte und das Aussehen der Schilddrüse im Ultraschall als weiche Faktoren, die auf eine Krankheit hindeuten, sie aber nie ganz bestätigen. Nichtsdestotrotz muss auch der praktizierende Arzt von heute erst mal darauf kommen, dass mit dem kleinen Schmetterlingsorgan etwas nicht in Ordnung ist. Der Patient kommt schließlich nicht mit einer fertigen Diagnose zum Arzt, sondern beschwert sich über subjektive, manchmal auch objektive Probleme. Insofern hat das charakteristische Aussehen des Basedow-Patienten mit seinen typischen Ausprägungen auch heute noch einen hohen Stellenwert in der Erkennung der Schilddrüsenüberfunktion. Erst wenn man an die denkt, kann man schließlich auf sie testen! In früheren Zeiten standen den Ärzten allerdings keine weiteren diagnostischen Möglichkeiten zur Verfügung, schließlich sollte die Eröffnung des ersten standardisierten Labors noch ein paar Jahre auf sich warten lassen. Wenn ich heute den Verdacht auf eine Schilddrüsenfunktionsstörung habe, wird Blut abgenommen, ich mache eine Sonografie (das ist der medizinische Fachausdruck für die Ultraschalluntersuchung) und am nächsten Tag liegen mir sichere Erkenntnisse über die Schilddrüse vor. All das fiel ja früher weg. Man konnte sich nur auf die Erfahrung verlassen und seine Diagnose nur auf die Berichte der Patienten und deren körperliche Untersuchung gründen. In diesem Licht sind die Erkenntnisse des Herrn Basedow bahnbrechend. Denn sie erlaubten, anhand von drei einfachen Parametern, die heute als »Merseburger Trias« bekannt sind, die relativ sichere Diagnose der Schilddrüsenüberfunktion.

Allerdings sind diese drei zwar die häufigsten, aber nicht die einzigen Symptome von Basedow-Patienten. Alle anderen Beschwerden hängen entweder mit der Schilddrüsenüberfunktion oder mit der Autoimmunerkrankung Basedow an sich zusammen.

Info

MERSEBURGER TRIAS

Als »Merseburger Trias« bezeichnet man eine Symptomkonstellation, bestehend aus drei Merkmalen:

- beschleunigter Herzschlag (Tachykardie),
- Kropf (Struma) und
- herausstehende Augen (Exophthalmus, man spricht auch von einer Endokrinen Orbitopathie)

Früher waren diese drei Krankheitszeichen der einzige Hinweis auf eine Überfunktion des Schmetterlingsorgans im Hals. Heute haben sie eher historische Bedeutung, da ein Bluttest Probleme mit dem Organ schon deutlich vor Auftreten der Trias zutage fördert.

Ihren Namen hat der Symptomenkomplex übrigens von der Stadt Merseburg, in der Herr Basedow als Chefarzt tätig war.

Symptome der Überfunktion

Die Beschwerden der Schilddrüsenüberfunktion haben wir bereits auf Seite 50 kennengelernt. Hier lesen Sie noch mal die wichtigsten zusammengefasst. Natürlich kommen diese nicht immer alle zusammen bei jedem Patienten mit einer Schilddrüsenüberfunktion vor. Nichtsdestotrotz besteht die Gefahr, die entsprechenden Probleme zu entwickeln. Und sie ist hoch! Insofern können aus Beschwerden und Begleiterscheinungen der Krankheit auch schnell Komplikationen werden. Die zu erkennen und zu verhindern ist essenzielle Aufgabe des betreuenden Arztes.

Kropf

Die TRAKs, also die Antikörper gegen den TSH-Rezeptor der Schilddrüse, stimulieren das Organ, was zu seinem kontinuierlichen Wachstum führt. Ein Kropf ist die Folge.
Der ist manchmal mehr, manchmal weniger stark ausgeprägt, aber eigentlich immer vorhanden. Nur ungefähr 10 bis 30 Prozent der Patienten mit Morbus Basedow haben eine normal große Schilddrüse. Weil die Drüse nicht nur wächst, sondern auch stärker durchblutet wird, kann man, ausgelöst durch den gesteigerten Blutfluss, ein Schwirren hören, wenn man ein Stethoskop auf den Hals legt.

Unruhe

Streckt man die Finger der rechten Hand aus und beobachtet dann, was passiert, so wird man in der Regel kaum Bewegung sehen. Zittern die Finger dagegen feinschlägig, dann sollte man zumindest mal ein Blutbild machen und den TSH-Wert bestimmen lassen. Auch eine zunehmende Gereiztheit muss nicht immer gleich ein Zeichen für eine Depression oder ein Burn-out-Syndrom sein. Oft steckt auch eine Schilddrüsenüberfunktion dahinter. Insbesondere, wenn die Beschwerden mit Schlaflosigkeit, Nervosität und Konzentrationsstörungen einhergehen, lohnt es sich, eine Überfunktion als organische Ursache zumindest auszuschließen. Auch hier gilt wieder: Eine einfache Blutentnahme bringt Licht ins Dunkel.

Gewichtsverlust

Basedow-Patienten leiden unter dem, was sich viele Gesunde so sehnlich wünschen: Sie haben oft Heißhungerattacken, stopfen dann alles Mögliche in sich hinein und verlieren trotzdem Gewicht. Aber natürlich ist das, Sie werden es schon erraten haben, alles andere als gesund. Denn was bedeutet es, wenn man trotz des vielen Essens immer dünner wird? Der Körper verbraucht mehr, als er bekommt. Und das kann auf Dauer nicht gut gehen. Weil Fett- und Glykogenspeicher abgebaut werden, verfügt der Körper über deutlich reduzierte Reserven.

Schneller Herzschlag (Tachykardie)

Die Tachykardie kennen Sie ja schon als eines der klassischen drei Zeichen der Merseburger Trias, die Herr Basedow als typisch für die in Deutschland nach ihm benannte Autoimmunerkrankung ausgemacht hat (siehe Seite 107). Noch mal zur Erinnerung: Dazu gehören der beschleunigte Herzschlag, der Kropf und die heraussstehenden Augen. Wegen der hohen Konzentration an Stresshormonen, für deren Ausschüttung die Schilddrüse ja auch zuständig ist, glaubt das Herz, es befände sich in einem andauernden Fluchtzustand, und schlägt, was das Zeug hält. (Dabei handelt es sich um einen durchaus sinnvollen Mechanismus, der den Urzeitmenschen dazu befähigte, nach Sichtung eines wilden Löwen schnellstens Reißaus zu nehmen.) Auch Herzrhythmusstörungen sind daher ein Symptom der Überfunktion. Deshalb wird bei neu entdecktem Vorhofflimmern (siehe Infobox, Seite 110) immer ein Schilddrüsenprofil erstellt. Häufig stellt sich eine Überfunktion als Ursache heraus.

Neigung zum Durchfall oder hohe Stuhlfrequenz

Das Wichtigste zuerst: Auch Menschen, die häufig mit Verstopfungen zu tun haben, können trotzdem an einer Schilddrüsenüberfunktion leiden. Insofern ist die Neigung zu Durchfällen kein sicheres Zeichen für eine Hyperthyreose und ihr Fehlen kein Ausschlusskriterium. Der

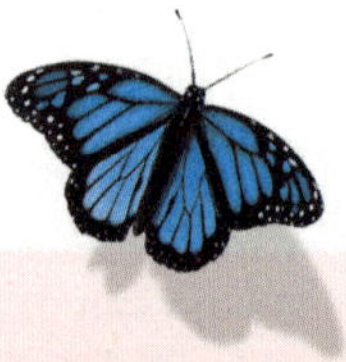

Info

VORHOFFLIMMERN

Das Vorhofflimmern gehört zu den häufigsten Herzrhythmusstörungen des Menschen. Mehr als zehn Prozent der über 70-Jährigen leiden an dieser Erkrankung. Dabei kommt es mit zunehmendem Alter immer häufiger zur primären Form, was heißt, dass sich keine Ursache dafür finden lässt. Bei jüngeren Patienten lohnt es sich genau hinzuschauen, um möglicherweise einen Grund für das Flimmern der Vorhöfe zu finden, der sich therapieren lässt. Ein Klassiker ist hier die Schilddrüsenüberfunktion.

Gefährlich ist das Vorhofflimmern, also die unrhythmische und extrem schnelle Bewegung der Herzvorhöfe, zum einen, weil die Herzleistung dadurch gemindert wird, zum anderen aber auch, weil durch das unruhig fließende Blut kleine Klümpchen im linken Herzohr, einer kleinen Aussackung im Vorhof, entstehen können, die das Potenzial haben, sich zu lösen und dann einen Hirnschlag zu verursachen. Um das zu verhindern, werden blutverdünnend wirkende Mittel eingesetzt. Das Vorhofflimmern ist mit Abstand der häufigste Grund für den Einsatz von Medikamenten wie Marcumar® oder Xarelto®.

Magen-Darm-Trakt arbeitet schneller, weil der Körper ja kontinuierlich Energie benötigt. Das Ergebnis ist eine ziemlich hohe Stuhlfrequenz. Fünf- bis sechsmal am Tag sind nicht unüblich.

Bluthochdruck

Die Ursache für Bluthochdruck ist dieselbe wie beim beschleunigten Herzschlag: Der Körper befindet sich durch die Schilddrüsenüberfunktion dauerhaft im Flucht-Modus, der Stoffwechsel ist hochgefahren, Energie wird produziert, und die muss irgendwo hin. Es kommt zu einem Anstieg des Blutdrucks.
Und zwar nicht, wie eigentlich von der Natur vorgesehen, kurz und effizient (Flucht bei Gefahr), um dann wieder auf ein normales Maß zu sinken (wenn die Gefahr vorüber ist), sondern dauerhaft. Die Folge: Gefäß-, Nieren-, Herz- und Hirnschäden.

Muskelschwäche

Bei einigen Hyperthyreose-Patienten entwickelt sich eine Muskelschwäche (Myopathie). Hauptsächlich die Oberschenkelmuskeln werden zunehmend schwach. Die Ursachen hierfür sind unklar.

Hautveränderungen

Haben Hashimoto-Patienten eine trockene, rissige und eher kühle Haut, so ist die von Basedow-Patienten dagegen warm und feucht. Gibt man Basedow-Patienten die Hand, so merkt man sofort: Da stimmt etwas nicht. Ein hochgefahrener Stoffwechsel liefert Energie, und die wird in Wärme umgewandelt. Weil unser Körper aber versucht, die Körpertemperatur konstant zu halten, schwitzt er.

Wärmeunverträglichkeit

Basedow-Patienten mögen es kuschelig kühl. Wärme können Sie überhaupt nicht gut leiden. Ist doch logisch, oder? Wenn der Körper selbst schon so viel Wärme produziert, dann ist Abkühlung von außen besonders wichtig. Warme Sommertage sind deshalb der Erzfeind des Hyperthyreose-Patienten.

Osteoporose

Schilddrüsenhormone sorgen dafür, dass Kalzium aus dem Körper gespült wird. Das befindet sich naturgemäß in den Knochen. Normalerweise ist die stimulierende Wirkung auf den Kalziumstoffwechsel nötig, damit sich das Skelettsystem gesund entwickeln kann. Aber auch hier geht es, wie überall sonst, um das richtige Maß. Zu viele Hormone entziehen den Knochen Kalzium, was sie brüchig macht. Osteoporose ist die ungünstige Folge.

Fettleber

T3 und T4 sorgen für den schnellen Umbau von in der Leber gespeichertem Glykogen (ein Kohlenhydrat) und in den Fettzellen gespeichertem Fett in Energie. Außerdem nimmt der Körper Fett auf, da die Betroffenen dazu neigen, viel und hochkalorisch zu essen. Das so in den Körper gelangte Fett reichert sich in der Leber an. Die vergrößert sich, eine Fettleber ist die Folge. Allerdings haben umgekehrt nicht alle Patienten mit Fettleber auch eine Schilddrüsenüberfunktion. Ab einem gewissen Alter leiden ziemlich viele Menschen in unseren Breiten an Leberverfettung, was möglicherweise etwas mit unserer Art zu leben und zu essen zu tun hat.

Zyklusstörungen

Sexualhormone stehen mit denen der Schilddrüse in vielfacher Wechselwirkung. Sie beeinflussen sich auf vielen Ebenen. Zyklusstörungen kommen natürlicherweise in stressigen Situationen vor. Vielleicht kennen Sie das Problem: Frauen, die mit angespannten Lebensverhältnissen klarkommen müssen, bekommen manchmal über Monate hinweg keine Regelblutung. Ähnlich kann das bei der Schilddrüsenüberfunktion sein. Die gaukelt dem Körper ja schließlich vor, er sei kontinuierlich auf der Flucht.

Infertilität

Unfruchtbarkeit (Infertilität) tritt bei Patienten mit Schilddrüsenüberfunktion deutlich seltener auf als bei denen mit Unterfunktion. Biologisch ist das auch sinnvoll, denn ohne Hormone kann sich ein Fötus überhaupt nicht entwickeln. Schwere Fehlbildungen und Totgeburten sind die Folge. Bei einem Überschuss der kleinen Helfer ist eine gesunde Entwicklung grundsätzlich möglich, jedoch problematisch. Die Unfruchtbarkeit kommt also deutlich seltener vor – aber sie kommt durchaus vor.

Symptome der Immunstörung

Der Morbus Basedow führt nicht nur zu Beschwerden, die mit der Schilddrüsenüberfunktion in Verbindung stehen. Als eigenständige Autoimmunerkrankung bringt er selbst auch noch ein paar ungünstige »Extras« mit.
Zusätzlich zu den gerade besprochenen Symptomen, mit denen die Betroffenen klarkommen müssen, kommen beim Basedow noch mal die folgenden drei hinzu:

Endokrine Orbitopathie

Unter einer Endokrinen Orbitopathie versteht der Mediziner das glubschartige Herausstehen der Augen. Was lustig klingt, ist in Wahrheit ziemlich gefährlich. 70 Prozent aller Basedow-Patienten leiden unter diesem Symptom, was, wie wir bereits wissen, dazu geführt hat, dass die Endokrine Orbitopathie eines der drei Symptome ist, an dem man die Erkrankung früher erkannt hat.

Dabei kann die Augenerkrankung jedoch auch schon vor anderen Symptomen auftreten. Und das sogar, wenn im Blut noch gar keine Überfunktion nachweisbar ist. Grund hierfür ist, dass die Augen nicht durch die Hormone an sich nach außen gedrängt werden. Schuld sind nämlich die Antikörper. Sie erinnern sich? TRAKs – also die Rezeptor-Antikörper, die in der Schilddrüse für eine Steigerung der Hormonproduktion sorgen. Und weil die Dinger im Blut rumschwimmen, erreichen sie jeden durchbluteten Ort im menschlichen Körper. So auch den Augenhintergrund. Dort befinden sich dummerweise auch

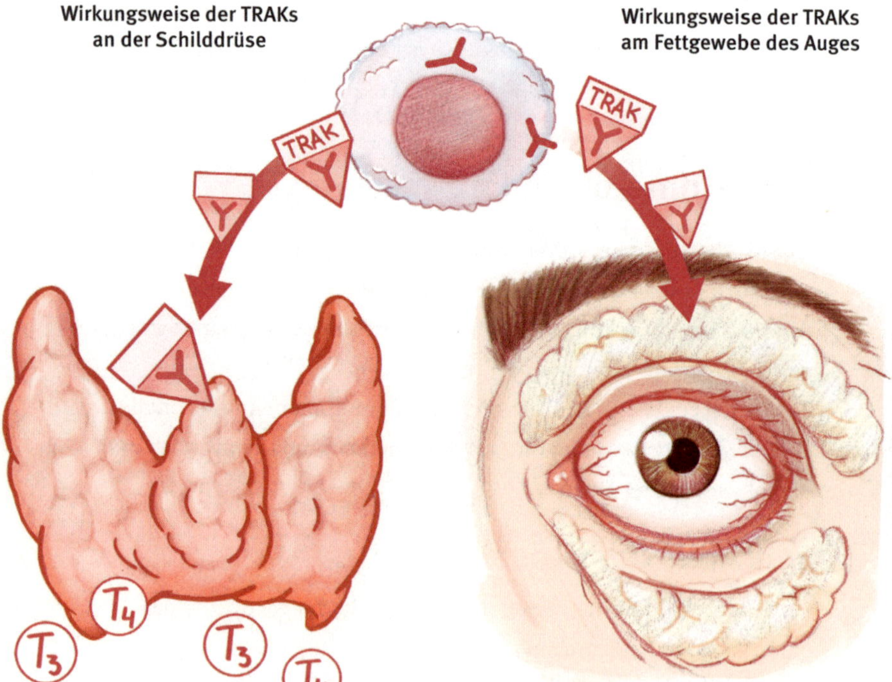

Während die TRAKs in der Schilddrüse für die unkontrollierte Ausschüttung von Hormonen sorgen, regen sie das Fettgewebe des Augenhintergrundes an, sich zu vermehren.

TSH-Rezeptoren. Wieso, weiß man nicht, nur, dass es so ist. Diese Rezeptoren werden durch die TRAKs stimuliert und lassen (über viele komplizierte Einzelschritte) das sogenannte periorbitale Gewebe, also das Gewebe, das sich hinter dem Augapfel befindet, sowie die äußeren Augenmuskeln anschwellen.
Je nachdem, wie stark die Schwellung ist, kommt es bei den Betroffenen zum klassischen glubschigen Hervortreten der Augen, aber auch zu ernsthaften Symptomen, wie Sehstörungen, Lidverschlussstörungen und, im letzten Stadium, sogar Blindheit. Aus diesem Grund müssen Patienten, bei denen ein Morbus Basedow neu diagnostiziert wird, immer sofort einem Augenarzt vorgestellt werden. Ein interessanter Nebenaspekt ist (ich weiß, es nervt, aber man kann es nicht oft genug sagen): Rauchen verschlechtert die Endokrine Orbitopathie ganz maßgeblich.

Therapieansätze

Auch die Therapie der Augenkrankheit ist schwierig, denn, um es ehrlich zu sagen: Es gibt keine Therapie. In enger Zusammenarbeit müssen Schilddrüsenspezialist und Augenarzt versuchen, die Konzentration der Hormone im Blut so weit wie möglich normal zu halten.
Auch der Verzicht auf den Glimmstängel ist verpflichtend. Getönte Augengläser und bestimmte Cremes können ebenso probiert werden wie die Bestrahlung des hinteren Augenraumes, die dazu führen soll, das dort wuchernde Gewebe zu zerstören, um den Augäpfeln wieder ein wenig Platz zu geben. Funktioniert das alles nicht, so ist die Operation die letzte Möglichkeit zu verhindern, dass die Augen irgendwann ihren Dienst einstellen.

Orthopädische Deformitäten

In seltenen Fällen kann es zu einer Veränderung der Zehen und der Finger kommen.

WANN MUSS ICH MIR GEDANKEN MACHEN? **WANN SOLLTE ICH ZUM ARZT?**

Wie beim Hashimoto ist auch die Bandbreite an möglichen Symptomen des Morbus Basedow relativ groß. Wer ganz genau in sich hineinhört, findet sicher das ein oder andere Problem, ohne dass gleich eine Autoimmunerkrankung der Schilddrüse vorliegt. Wenn alle Menschen, die mal ein paar Nächte nicht schlafen können, zum Arzt rennen würden, dann wären die Wartezimmer noch viel überfüllter als ohnehin schon. Also gilt es auch für Sie als (potenzieller) Patient zu überlegen, ob es sich um ein wirkliches Symptom handelt oder um eine physiologische – also nicht krankhafte – Normvariante.
Folgende Anzeichen sollten Sie stutzig machen und an eine Überfunktion denken lassen:

- plötzlicher, ungewollter Gewichtsverlust
- länger anhaltende Schlafstörungen
- Schwellung im Halsbereich
- ein zu schneller Herzschlag (über 100 Schläge pro Minute in Ruhe)
- Nervosität, die Sie so von sich nicht kennen
- Augenprobleme, insbesondere Glubschaugen, die vorher nicht da waren
- Unfruchtbarkeit – ein unerfüllter Kinderwunsch ist immer (!) ein Grund, die Schilddrüse mal genauer unter die Lupe zu nehmen.

Denn obwohl Probleme mit dem kleinen Organ im Hals bei Weitem nicht die einzige mögliche Ursache für Unfruchtbarkeit sind, so kann doch sowohl ein unentdeckter Hashimoto als auch ein Morbus Basedow der Übeltäter sein. Viele Paare versuchen jahrelang, ein Kind zu bekommen, stellen sich praktisch die Uhr, um genau zum richtigen Zeitpunkt »Liebe zu machen«, und zerstören sich so alle Zweisamkeit. Am Ende war die Schilddrüse schuld und die Beziehung ist kaputt.

Info

DER SCHILDDRÜSENSPEZIALIST

Für Sie als Patient ist es wichtig, sich genau zu informieren, welcher Arzt in Ihrer Umgebung Ahnung vom kleinen Schmetterling im Hals hat. Einen Facharzt ausschließlich für Schilddrüsenmedizin gibt es nicht. In der Regel kümmern sich folgende Ärzte um die Schilddrüse:

Allgemeinmediziner:
Der Arzt für alles und nichts. Die Schilddrüse gehört jedoch zu jenen Organen, die bei einem allgemeinmedizinischen Check-up immer mit untersucht werden sollten. Auch die Ultraschalluntersuchung des Organs sollte für den Allgemeinarzt kein Problem sein.

Internist:
Auch in der Facharztausbildung zum Internisten nimmt die Schilddrüse eine wichtige Rolle ein. Dem Facharzt ist es möglich, sich weiter auf Drüsenorgane zu spezialisieren und Endokrinologe zu werden.

Endokrinologe:
Endokrinologen kümmern sich nicht nur um Schilddrüsenpatienten, sondern behandeln auch Probleme der Nebenschilddrüsen, der Nebennieren, der Geschlechtsdrüsen und so weiter.

Nuklearmediziner:
Dieser hochspezialisierte Facharzt ist dafür zuständig, Funktionsweisen von Organen mithilfe ganz spezieller bildgebender Verfahren, die Szintigrafie genannt werden, darzustellen. Die Hilfe des Nuklearmediziners brauchen die anderen Ärzte immer dann, wenn sich die Frage nach der Natur knotiger Veränderungen in der Schilddrüse stellt. Die Frage, ob es sich um hormonproduzierende Strukturen handelt, kann nämlich nur eine Szintigrafie beantworten. Und die darf nur ein Facharzt für Nuklearmedizin durchführen, weil hier mit radioaktiven Stoffen gearbeitet wird, in deren Umgang man geschult sein muss.

DAMIT DAS KIND EINEN NAMEN HAT: DIE DIAGNOSTISCHEN SCHRITTE

Im Gegensatz zur Hashimoto-Krankheit sind die Symptome bei einer Schilddrüsenüberfunktion viel spezifischer. Allein ein möglicher Kropf lässt den Arzt sofort an ein Problem mit dem Schmetterling im Hals denken. In einem solchen Fall werden umgehend die Schilddrüsenhormone bestimmt. Das Ergebnis hat man dann innerhalb von 24 Stunden vorliegen, im Krankenhaus sogar innerhalb von einer Stunde. Auch hier sind die sechs Basiswerte TSH, T3, T4, TPO-AK, TRAK und TAK Pflichtprogramm (siehe Seite 69 ff.). Beim Verdacht auf eine Schilddrüsenüberfunktion weiß der Arzt natürlich noch nicht, um welche Form es sich handelt. Wie wir im nächsten Kapitel erfahren werden, existieren noch andere Formen dieser Funktionsstörung, und es ist wichtig, diese von der Autoimmunerkrankung Basedow zu unterscheiden. Heutzutage ist der Morbus Basedow allerdings die mit Abstand häufigste Ursache der Schilddrüsenüberfunktion. Einen entscheidenden Hinweis auf das Vorliegen eines Basedows geben die TRAKs. Noch mal zur Erinnerung: TRAKs sind Antikörper, die sich an die TSH-Rezeptoren binden und die Funktion des Hormons nachahmen. Dabei entziehen sie sich jeglicher Kontrolle. Werden diese Antikörper im Blut nachgewiesen, so ist dies ein klarer Hinweis auf die Diagnose des Morbus Basedow.

Die Blutanalyse beantwortet viele Fragen

Die Stoffwechsellage, also die Frage, ob überhaupt eine Überfunktion vorliegt und wie ausgeprägt diese ist, wird über die Analyse der Hormone im Blut geklärt. Im Gegensatz zur Unterfunktion ist bei der Hyperthyreose das TSH extrem erniedrigt. Logisch, oder? Da im Gehirn

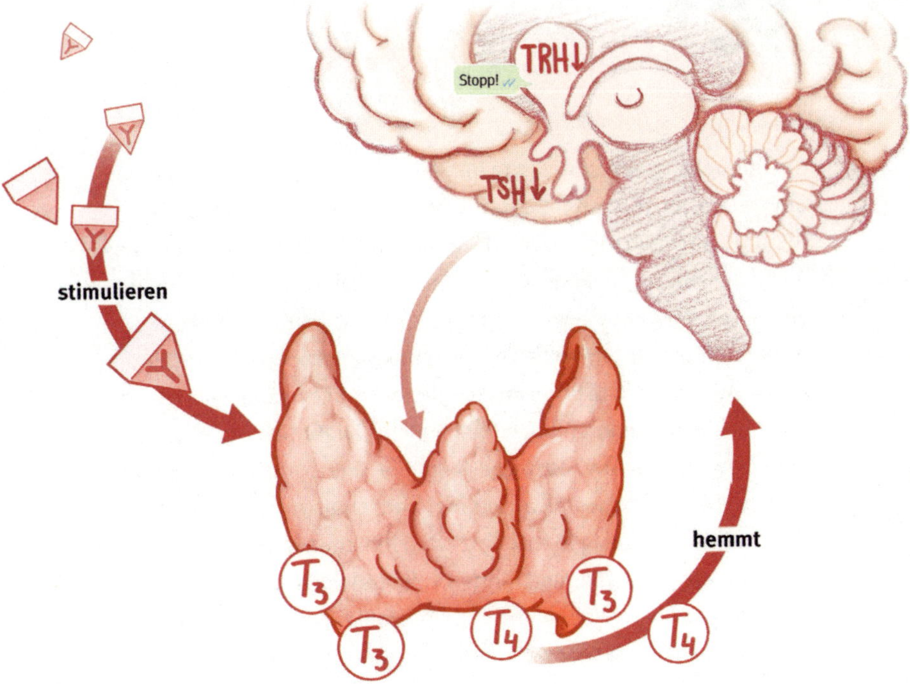

Durch die unkontrollierte Ausschüttung von Hormonen aus der Schilddrüse werden Hypothalamus und Hypophyse in ihrer Arbeit gehemmt, was zu einem stark erniedrigten TSH-Wert führt.

sehr viele Hormone ankommen, schreit der Hypothalamus laut und deutlich: »Stopp!« Das macht er, indem er so wenig TRH wie möglich in Richtung Hypophyse entsendet.

Die Hypophyse drosselt dann ihrerseits die Ausschüttung von TSH, sodass der gemessene Wert manchmal so niedrig ist, dass man ihn mit konventionellen Mitteln im Labor nicht mehr nachweisen kann.

Im Falle einer Unterfunktion reicht die Bestimmung des TSH-Wertes meist aus, um den Schweregrad der Funktionsstörung für eine Therapie einzuordnen. Beim Morbus Basedow dagegen ist es extrem wich-

Extra

TÖDLICHE IGNORANZ

Ein mir bekannter Arzt erzählte mir vor Kurzem folgende Geschichte: Ein Freund von ihm sei tot in seiner Wohnung aufgefunden worden; 39 Jahre alt, Vater einer kleinen Tochter, die ihn auch noch fand, als er völlig unerwartet kollabierte und verstarb. Völlig unerwartet? Nicht ganz. Denn der Patient wollte genau das nicht sein – ein Patient. Obwohl er diffuse Beschwerden hatte, unter Schlaflosigkeit litt, ständig nervös war, schwitzte und eine zunehmende Schwellung im Halsbereich beklagte, unternahm der Mann nichts. Natürlich wurde er von seinem Freund, dem Arzt, dazu gedrängt, die Schilddrüse untersuchen zu lassen. Eine panische Angst vor einer potenziell notwendigen Operation und seine sture Ignoranz hinderten ihn aber daran, dem Ratschlag des Kollegen zu folgen, und führten schließlich dazu, dass der junge Mann leblos in der Wohnung gefunden wurde. Eine Autopsie bestätigte die Diagnose der Basedow-Krankheit. Durch ein kontinuierliches Ansteigen der Schilddrüsenhormone im Blut kam es letzten Endes zu einer massiven Überlastung des gesamten Kreislaufsystems und damit zum Tod des jungen Familienvaters. Und der hätte mit Sicherheit verhindert werden können.

tig, auch die Menge der anderen im Blut herumschwimmenden Hormone zu kennen. Ob die Überfunktion nämlich dramatisch ist oder nur latent, also im Verborgenen (siehe Seite 72) »rumnervt«, kann man mithilfe des TSH nicht beurteilen. Nicht messbar ist schließlich nicht messbar. Je nachdem, wie stark T3 und T4 erhöht sind, muss der Arzt aber zügig handeln, um Folgeschäden der Überfunktion zu vermeiden, da die im schlimmsten Fall tödlich enden kann.

Ergänzend: die Ultraschalluntersuchung

Nachdem die Diagnose der Überfunktion gestellt ist, wird der Arzt eine Ultraschalluntersuchung der Schilddrüse durchführen. Diese ist nötig, um die genaue Natur der Funktionsstörung herauszufinden. Bei der Unterfunktion hat die Frage, welche Form nun genau vorliegt, keine Konsequenzen, mit Ausnahme – wichtig! – des Verzichts auf Jod und auf bestimmte Nahrungsmittel beim Hashimoto. Im Gegensatz dazu ist es bei einer Überfunktion von enormer Bedeutung, herauszubekommen, wieso die Schilddrüse zu viele Hormone produziert. Neben dem Morbus Basedow gibt es nämlich noch die sogenannte Schilddrüsenautonomie (siehe Seite 138). Die Behandlung beider ist zwar ähnlich, aber doch grundsätzlich verschieden. Während beim Basedow die gesamte Schilddrüse feuert, haben sich bei der Schilddrüsenautonomie nur bestimmte Bereiche verselbstständigt. Der Ultraschall zeigt, ob die Drüse diffus verändert ist oder ob Knoten vorhanden sind, die ebenfalls als Erklärung für die Überfunktion dienen könnten und dann ihrerseits weiter abgeklärt werden müssen.
Sind die TRAKs positiv, die Hormone T3 und T4 erhöht, das TSH aber erniedrigt, dann liegt ein Morbus Basedow vor. Manchmal kann man allerdings auch sozusagen »Läuse und Flöhe haben«, sprich Basedow in Kombination mit autonomen Knoten.

Weiter geht es zum Augenarzt

Steht die Diagnose, dann gilt es unverzüglich zu handeln und zu therapieren. Allerdings muss der Patient parallel unbedingt noch zum Augenarzt, denn der ist ein wichtiger Partner in der Therapie des Morbus Basedow. Sie erinnern sich? Endokrine Orbitopathie (siehe Seite 113 f.)? Das kann ziemlich gefährlich werden, weshalb der Augenarzt immer, ja, ein Auge auf den Patienten haben sollte.

Info

VORSICHT BEI BESTIMMTEN MEDIKAMENTEN

Für Menschen mit einer Schilddrüsenüberfunktion ist Jod Gift. Es kann den Patienten umbringen. Und zwar im wahrsten Sinne des Wortes. Leider ist das Element in einigen durchaus wichtigen medizinischen Substanzen enthalten – allen voran das berühmte Kontrastmittel, welches genutzt wird, um den Informationsgehalt von Computertomografie-Aufnahmen zu erhöhen. Für Patienten mit einer Schilddrüsenüberfunktion kann dieses eigentlich harmlose Medikament Gift sein. Das enthaltene Jod kann zu einer völlig unkontrollierten Produktion und Freisetzung von Schilddrüsenhormonen und letzten Endes zu einer sogenannten thyreotoxischen Krise (siehe Seite 148 f.) führen. Weil eine Computertomografie (abgekürzt CT) doch von Zeit zu Zeit lebensnotwendig ist, gibt es wiederum ein Medikament mit dem Namen Perchlorat, das die Jodaufnahme in die Halsdrüse verhindert und damit die Gefahr für den Patienten bannt.

Aber nicht nur Kontrastmittel können eine Gefahr für die Schilddrüse darstellen. Auch bestimmte Antiarrhythmika, die zur Behandlung von Herzrhythmusstörungen eingesetzt werden, beispielsweise das sogenannte Amiodaron, enthalten viel Jod und sollten Patienten mit einer Schilddrüsenüberfunktion nicht verabreicht werden.

Der relativ lange Weg zur Heilung

Auch bei den Therapieoptionen unterscheidet sich der Morbus Basedow grundlegend von der Hashimoto-Krankheit. Während man beim Hashimoto »nur« ein paar Hormone nehmen und deren Spiegel regelmäßig kontrollieren muss, gehört zur Behandlung der autoimmunen Schilddrüsenüberfunktion etwas mehr dazu.

Ich habe gerade (siehe Seite 119 f.) schon darauf hingewiesen, dass der TSH-Wert, der bei einer Unterfunktion enorm wichtig ist, für die Überfunktion nur eine untergeordnete Rolle spielt, weil er eigentlich immer im nicht mehr messbaren Bereich liegt. Eine viel größere Bedeutung kommt hier den freien Hormonen zu, also dem, was im Körper letzten Endes ankommt. Je nachdem, in welcher Konzentration T3 und T4 im Blut vorliegen, ist zügiges Handeln gefragt. Im Unterschied zum Hashimoto muss man den Basedow nämlich loswerden, will heißen: heilen. Denn während man mit der autoimmun-bedingten Unterfunktion ein langes und, so denn behandelt, glückliches Leben führen kann, ist der Basedow eine Erkrankung, die unbehandelt keine sonderlich gute Prognose aufweist. Wie auch immer man es anstellt – Sie werden die verschiedenen Optionen gleich kennenlernen –, die Krankheit muss weg!

Die Hormone ins Gleichgewicht bringen

Erstes und wichtigstes Ziel des Arztes muss es sein, die Hormone wieder ins Gleichgewicht zu bringen. Denn der Körper kann wesentlich schlechter damit umgehen, wenn ein Hormonsturm herrscht, als wenn zu wenige davon da sind. Ein Stoffwechsel auf der Überholspur ist absolut nicht gesund. Insofern wird der Arzt als Allererstes versuchen, wieder eine *euthyreote* Stoffwechsellage zu erreichen, was nichts anderes bedeutet, als dass die Werte für TSH, T3 und T4 im Normbereich liegen. Erreichen kann man das mit sogenannten Thyreostatika. Diese Medikamente, deren hauptsächliche Vertreter so knallige Namen haben wie Thiamazol und Carbimazol, hemmen die Produktion von Schilddrüsenhormonen.

Ein schwieriges Unterfangen

Das Problem dabei ist, dass diejenigen Hormone, die bereits produziert und packfertig in den Schilddrüsenfollikeln rumliegen, trotzdem noch ausgeschüttet werden. Das führt dazu, dass die Mittel erst nach ungefähr einer Woche anfangen zu wirken. Mit einem Medikament ist es aber im Falle der Überfunktion beileibe nicht getan. Denn zum einen haben die sogenannten Thyreostatika, also jene Medikamente, die der Schilddrüse im wahrsten Sinne des Wortes den Riegel vorschieben, manchmal ernstzunehmende Nebenwirkungen, zum anderen müssen auch die Symptome der Überfunktion therapiert werden.

Puls und Blutdruck kontrollieren

Das bedeutet in erster Linie, dass sich die Patienten regelmäßigen Kontrollen der Leberwerte, aber auch der Blutwerte im Allgemeinen stellen müssen, denn Thiamazol, aber auch Carbimazol können die Leber schädigen und das Knochenmark unterdrücken. Außerdem müssen Puls und Blutdruck, die durch die hohe Konzentration der Schilddrüsenhormone verrückt spielen, unbedingt gesenkt werden. Das wird mit einem Medikament namens Propanolol gemacht, das die Umwandlung des relativ inaktiven T4 in das hochaktive T3 verhindert und so zu einer weiteren Entspannung der Situation beiträgt.

Und wie weiter?

Leider ist die Sache bei der Schilddrüsenüberfunktion auch in puncto Weiterbehandlung nicht ganz so einfach wie beim Hashimoto, egal ob sie von einem Morbus Basedow oder von einer Autonomie (zu der wir gleich noch kommen werden) verursacht wird.

Basedow-Patienten müssen regelmäßig überwacht werden – und das nicht nur wegen der vielen potenziellen Nebenwirkungen von Thiamazol und Carbimazol. Die beiden Medikamente können nämlich nicht auf Dauer eingenommen werden. Sie haben jederzeit, aber besonders bei zu langer Einnahme, das Potenzial, eine sogenannte Leukopenie, eine kritische Verringerung der weißen Blutkörperchen, auszulösen, was zu schweren Infekten führen kann. Die Therapiedauer erstreckt sich über ungefähr ein Jahr. Danach bespricht der Arzt mit seinem Patienten einen sogenannten Auslassversuch, bei dem die schilddrüsenhemmenden Medikamente nicht mehr eingenommen werden. Die Hormone werden dann in engen Zeiträumen ganz genau überwacht, um zu prüfen, ob sie ohne Thiamazol oder Carbimazol wieder ansteigen. In ungefähr 50 Prozent der Fälle passiert das. Diejenigen, die das Glück haben, ihre Hormonwerte nach diesem Jahr nicht wieder ansteigen zu sehen, gelten als geheilt und werden wahrscheinlich keine Probleme mehr mit einer Überfunktion bekommen. Dennoch sollte der TSH-Wert regelmäßig überprüft werden, weil es auch Jahre später zum Wiederaufflammen der Krankheit kommen kann. Bei allen anderen müssen die Ärzte zu schärferen Schwertern greifen. Und die heißen Radiojodtherapie oder Operation.

Info

DIE ROLLE DER TRAKS IN DER THERAPIESTEUERUNG

Die TSH-Rezeptor-Antikörper (TRAKs), also diejenigen Burschen, die dem Morbus-Basedow-Patienten die ganze Sache eingebrockt haben, können – anders als die TPO-AKs im Falle der Hashimoto-Krankheit – als Marker für den voraussichtlichen Erfolg der Therapie mit Thyreostatika herangezogen werden. Dabei stellt sich die Frage, ob sich der Wert über oder unter einem bestimmten Schwellenwert bewegt. Liegt er darüber, so ist ein langfristiger medikamentöser Therapieerfolg unwahrscheinlich und der Patient muss sich einer Radiojodtherapie oder einer Operation unterziehen.

Info

SCHILDDRÜSENMEDIKAMENTE AUF EINEN BLICK

L-Thyroxin

Wirkung: Ersetzt das körpereigene T4 mittels eines synthetisch hergestellten Ersatzstoffs. Früher nutzte man Schilddrüsen vom Schwein für die Herstellung, das gehört aber der Vergangenheit an.

Nebenwirkungen: Herzklopfen, Schlaflosigkeit, Kopfschmerzen, Nervosität. Die Nebenwirkungen können glücklicherweise durch eine genaue Einstellung des Medikaments mithilfe des TSH-Wertes auf ein Minimum reduziert werden.

Verwendung: bei Schilddrüsenunterfunktion

Vorsicht ist geboten bei: Allergien gegen den Wirkstoff, Schilddrüsenüberfunktion, akuten Herzleiden

Thiamazol und Carbimazol

Wirkung: Durch Hemmung der Bindung von Jod an TPO wird dessen Wirkung zunichte gemacht, was die Herstellung von Schilddrüsenhormonen unterdrückt. Achtung: Noch vorhandene Hormone werden trotzdem noch ausgeschüttet, weswegen das Medikament erst nach ein paar Tagen wirkt.

Nebenwirkungen: allergische Reaktionen, Juckreiz, Gelenkbeschwerden, schwere Blutbildveränderungen sind selten, kommen aber vor, weshalb bei behandelten Patienten regelmäßig das Blutbild kontrolliert werden muss.

Verwendung: bei Schilddrüsenüberfunktion, zur Vorbereitung auf OP oder Radiojodtherapie

Vorsicht ist geboten bei: Allergien gegen den Wirkstoff, bestimmten Blutbildveränderungen, Erhöhung der Gallenwerte im Blut, Schwangerschaft (unbedingt fachärztliche Beratung einholen!)

Jod und jodhaltige Schilddrüsenhormone
Wirkung: Die Gabe von Jod kann bei Patienten mit Schilddrüsenknoten helfen, diese zu verkleinern.
Nebenwirkungen: Herzklopfen, Schlaflosigkeit, Kopfschmerzen, Nervosität. Die Nebenwirkungen können durch eine genaue Einstellung des Medikaments mithilfe des TSH-Wertes auf ein Minimum reduziert werden; kann eine Hashimoto-Krankheit verschlimmern.
Verwendung: Knotenkropf bei Patienten, die nicht an Hashimoto leiden; Jod allein wird beim Jodmangelkropf und in der Schwangerschaft eingesetzt.
Vorsicht ist geboten bei: Hashimoto-Patienten, Patienten mit Schilddrüsenautonomie, ansonsten wie bei L-Thyroxin

Selen
Wirkung: Selen ist ein für den Körper essenzielles Spurenelement, eine spezifische Wirkung auf die Schilddrüse konnte bisher nicht nachgewiesen werden; bei Endokriner Orbitopathie kann Selen helfen, den Krankheitsverlauf positiv zu beeinflussen.
Nebenwirkungen: Selen ist sehr nebenwirkungsarm.
Verwendung: Endokrine Orbithopathie, ansonsten keine nachgewiesene Wirkung bei Schilddrüsenerkrankungen
Vorsicht ist geboten bei: Allergie, Überschreitung der empfohlenen Höchstmenge
Hinweis: Obwohl für die Wirksamkeit von Selen bei Schilddrüsenerkrankungen keine Belege vorliegen, handelt es sich um ein für den Körper wichtiges Spurenelement, das – in der richtigen Menge eingenommen – durchaus essenziell zur Gesunderhaltung beiträgt, nicht aber zur Behandlung spezifischer Krankheiten.

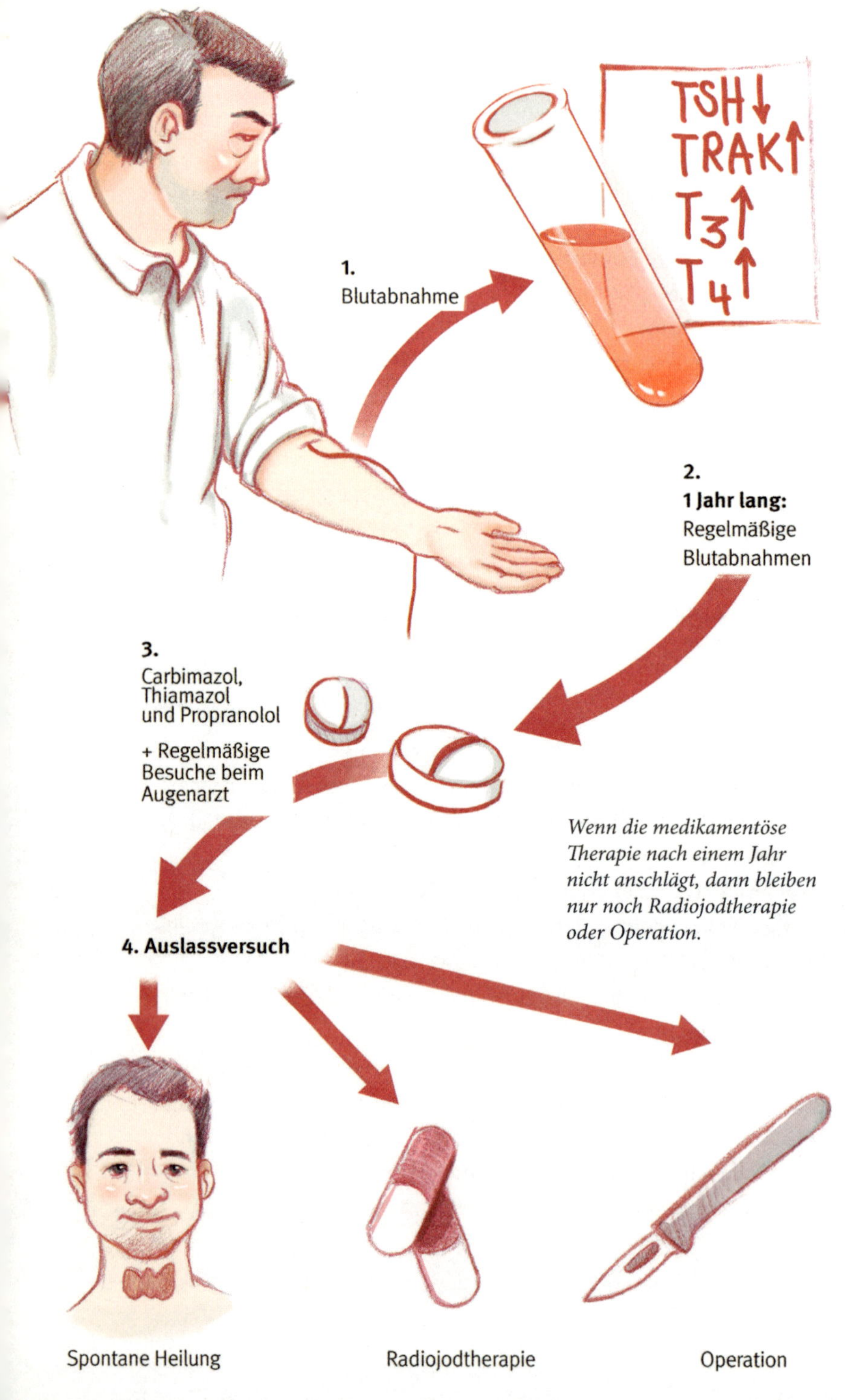
TSH↓
TRAK↑
T3↑
T4↑
1.
Blutabnahme
2.
1 Jahr lang:
Regelmäßige
Blutabnahmen
3.
Carbimazol,
Thiamazol
und Propranolol
+ Regelmäßige
Besuche beim
Augenarzt
Wenn die medikamentöse Therapie nach einem Jahr nicht anschlägt, dann bleiben nur noch Radiojodtherapie oder Operation.
4. Auslassversuch
Spontane Heilung
Radiojodtherapie
Operation

Die Radiojodtherapie

Was bei dieser Methode passiert, erinnert ein bisschen an Spider-Man. Die medikamentöse Therapie ist fehlgeschlagen und die Schilddrüse produziert weiterhin viel zu viele Hormone und entlässt sie in den Blutkreislauf. Der Stoffwechsel wird kurzgeschlossen und irgendwann gibt der Körper auf. Der Arzt ist also zum Handeln gezwungen. Was bleibt, ist letzten Endes eigentlich nur, die Schilddrüse zu zerstören. Die Radiojodtherapie ist eine von zwei Möglichkeiten, das zu tun. Früher, als man die Schilddrüsenüberfunktion noch nicht als Ursache für die entsprechenden Symptome erkannt hatte, litten die Patienten unablässig weiter unter dem Hormonsturm.

Nun mag man in Zeiten von in die Jahre gekommenen Atomkraftwerken und einem zunehmenden Gesundheitsbewusstsein vielleicht Bedenken haben, sich einer Methode zu unterziehen, die auf den Namen »Radiojodtherapie« getauft wurde. Und – zugegebenermaßen: Der Name der Behandlungsform ist nicht allzu charmant gewählt. Tatsächlich wird die Therapie aber bereits seit den 1940er-Jahren angewendet, und die Langzeitergebnisse sind – dem Namen zum Trotz – durchaus positiv. Außerdem, und das mag Sie vielleicht überraschen, entscheiden sich viele meiner Patienten tendenziell eher dafür, sich die Schilddrüse mithilfe von radioaktivem Jod »verbrutzeln« zu lassen, als den Weg zum Chirurgen einzuschlagen. Wobei das, wie gesagt, nur meine persönliche Erfahrung ist. Nebenwirkungen kommen sehr selten vor und es hat auch noch kein Behandelter begonnen, Spinnennetze zu weben und sich mithilfe von Bindfäden wie Spider-Man durch die Stadt zu hangeln …

Ein Spider-Man-Cocktail für die Schilddrüse

Das Prinzip der Radiojodtherapie ist eigentlich ganz einfach. Dabei wird dem Betroffenen, ganz wie in den Spider-Man-Comics, ein Cocktail eingeflößt. In dem befindet sich radioaktives Jod. Dieses Jod hat aber eine so geringe Aktivität, dass es nur ein paar Millimeter weit strahlt. Da Jod im Körper fast ausschließlich in der Schilddrüse umgesetzt wird, ist auf diese Weise gewährleistet, dass andere Gewebe nicht geschädigt werden.

Der Trick mit dem trojanischen Pferd

Das radioaktive Isotop (das ist ein radioaktives Teilchen) wird dort schließlich wie ganz normales Jod auch aufgenommen und in die Hormone eingebaut, die wiederum – Sie erinnern sich – im Kolloid (siehe Seite 17) gespeichert werden. Die radioaktiven Isotope haben sich sozusagen mit einem trojanischen Pferd eingeschlichen, und sie zerstören das Organ nun von innen.
Obwohl diese Methode auf den ersten Blick irgendwie unangenehm klingt, ist sie doch ziemlich elegant, denn eine OP ist nicht nötig, die Nebenwirkungen sind überschaubar (siehe unten), das Ganze tut nicht weh und ist äußerst effektiv.

Lebenslang Hormone schlucken

Eine unausweichliche Folge ist jedoch, dass die Patienten auf eine lebenslange Hormoneinnahme angewiesen sind, weil die Schilddrüse nach der Therapie schlicht im Eimer ist. Alles in allem also eine gute Therapieoption, die allerdings auch ihre Grenzen hat. Beispielsweise kommt die Radiojodtherapie nicht infrage, wenn der Arzt den Verdacht hat, in der Schilddrüse könnte ein bösartiger Tumor sitzen. In diesem Fall muss das Ding raus! Auch bei Schwangeren und stillenden Müttern ist die Sache mit dem strahlenden Jod ein No-Go.

Nebenwirkungen der Radiojodtherapie

Wie jede Behandlung kommt auch die Radiojodtherapie nicht ganz ohne Nebenwirkungen aus. Die häufigsten sind neben einer akuten

Entzündung des Organs die Möglichkeit, dass sich die Sache mit den Glubschaugen, also die Endokrine Orbitopathie, verschlimmert. Wer Angst vor den langfristigen und richtig schlimmen Nebenwirkungen, wie einer Krebserkrankung hat, die es mit sich bringen könnte, wenn man einen radioaktiven Stoff zugeführt bekommt, den kann ich beruhigen. Solche Probleme sind extrem selten. Trotzdem gruselt es manche Menschen vor genau dieser Vorstellung, was kein seltener Grund ist, die eigentlich gefährlichere Operation zu bevorzugen. Aber auch die hat natürlich Nebenwirkungen und ist nicht gänzlich frei von Gefährdungspotenzial. Wie Sie gleich sehen werden, ist die Entscheidungsfindung hier sehr individuell und auf die Bedürfnisse und Ängste der Patienten abgestimmt. Nicht wenige entscheiden sich auch für die Radiojodtherapie, weil sie beispielsweise die Narkose fürchten.

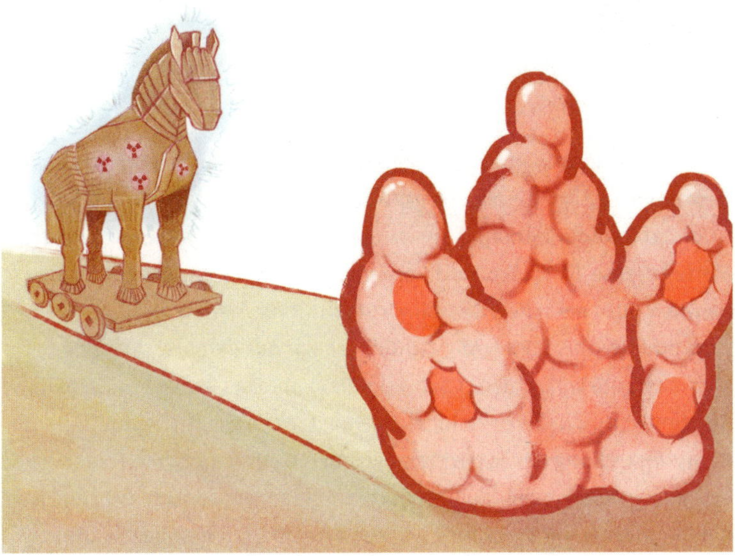

Wie ein trojanisches Pferd schleicht sich das radioaktiv markierte Jod in die Schilddrüse und zerstört sie von innen.

Die Alternative: Ab unters Messer!

Bei wem die Ein-Jahres-Therapie fehlgeschlagen ist und wem die Sache mit dem strahlenden Jod nicht ganz so geheuer ist, der muss sich wohl oder übel mit dem Thema Operation auseinandersetzen. Einen OP-Zwang gibt es natürlich nicht, aber bei einem Verzicht könnte es natürlich zu einem bitteren Ende kommen.
Wichtig ist auch hier, dass man nur operieren kann und darf, wenn die Schilddrüse vorher gebremst wurde. Eine OP während der überfunktionellen Phase ist gefährlich und kann im Extremfall den Tod des Betroffenen zur Folge haben. Warum? Eigentlich ganz logisch: Die Ope-

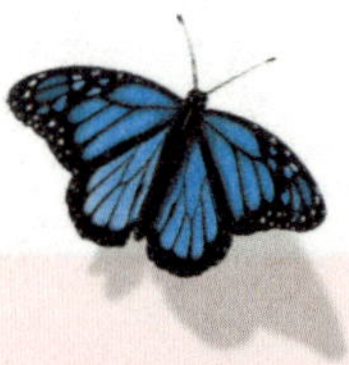

Info

BASEDOW UND SCHWANGERSCHAFT

Eine Schwangerschaft vor der Behandlung eines Morbus Basedow anzustreben ist allgemein keine gute Idee. Zum einen können Schwangere keiner Radiojodtherapie unterzogen werden, zum anderen sind die Medikamente Thiamazol und Carbimazol überhaupt nicht gut für werdende Mütter geeignet. Das Bundesinstitut für Arzneimittel und Medizinprodukte (BfArM) warnt ausdrücklich vor der Verabreichung der Medikamente während der Schwangerschaft. Das Risiko von Fehlbildungen ist durch die Einnahme der Substanzen deutlich erhöht. Da die Nichtbehandlung der Hyperthyreose noch weitreichendere Folgen haben kann, müssen die Medikamente trotzdem verabreicht werden, was die Bedeutung der Verhütung während der Krankheitsphase extrem in den Vordergrund stellt.

ration führt immer zur Zerstörung von Schilddrüsengewebe, was unweigerlich bedeutet, dass weitere Hormone ins Blut gespült werden. Dann kommt es zu einer Hormonkrise während der OP. Das will wirklich keiner. Deshalb gilt: Erst operieren, wenn TSH, T3 und T4 im Normbereich sind!

Prinzipiell ist die Operation zu bevorzugen, wenn der Kropf so groß ist, dass auch eine Massenreduktion zur Therapie gehört, sprich, wenn das Ding auf wichtige Strukturen im Hals drückt und sich der Patient nicht mehr wohl damit fühlt. Die Sache mit dem Krebs haben wir bereits besprochen. Steht der im Raum, muss immer operiert werden. Eine Radiojodtherapie kommt hier absolut nicht infrage. Und dann geht's los!

So läuft die Operation ab

Der Ablauf einer Operation ist standardisiert. Nachdem der Patient ins Land der Träume befördert wurde, folgt der sogenannte Kragenschnitt (siehe Abbildung, Seite 135).

Danach muss der Arzt noch ein paar anatomische Strukturen, wie Muskeln und Sehnen, aus dem Weg räumen, bevor sich ihm die Schilddrüse offenbart. Dabei muss, wir haben es bereits erwähnt, ganz besonders nach dem Stimmbandnerv, dem sogenannten *Nervus laryngeus recurrens,* geschaut werden. Keinesfalls darf man den verletzen, weil sonst eine einseitige, im schlimmsten Fall beidseitige Stimmbandlähmung droht, was Heiserkeit, aber auch den Verschluss des gesamten Stimmbandapparates mit der Gefahr der Langzeitbeatmung über einen Luftröhrenschnitt zur Folge haben kann. Um diese Komplikation zu verhindern, wird der Nerv mithilfe eines bestimmten Sensors identifiziert und dann kontinuierlich überwacht, sodass es heute nur noch sehr selten zu Lähmungen kommt. Nachdem der Nerv und die anderen wichtigen Strukturen, wie Gefäße und die Luftröhre, identifiziert und präpariert wurden, macht sich der Operateur daran, entweder das gesamte Organ zu entfernen oder zumindest einen Teil davon.

Wie viel genau rausgeschnitten wird, hängt vom Grund für die Operation ab. Beim Morbus Basedow sollte fast das komplette Schilddrüsengewebe entfernt werden, bei Knoten kann man etwas großzügiger sein. Leidet der Patient unter Schilddrüsenkrebs oder besteht der Verdacht darauf, dann muss alles raus!

Nach der Operation müssen die Patienten lebenslang Schilddrüsenhormone zu sich nehmen, denn sie entwickeln natürlich eine Schilddrüsenunterfunktion. Wenn nichts mehr da ist, kann schließlich nichts mehr funktionieren. Lebenslang auf Schilddrüsenhormone angewiesen zu sein ist aber deutlich weniger schlimm, als die Konsequenzen des Morbus Basedow es sein können.

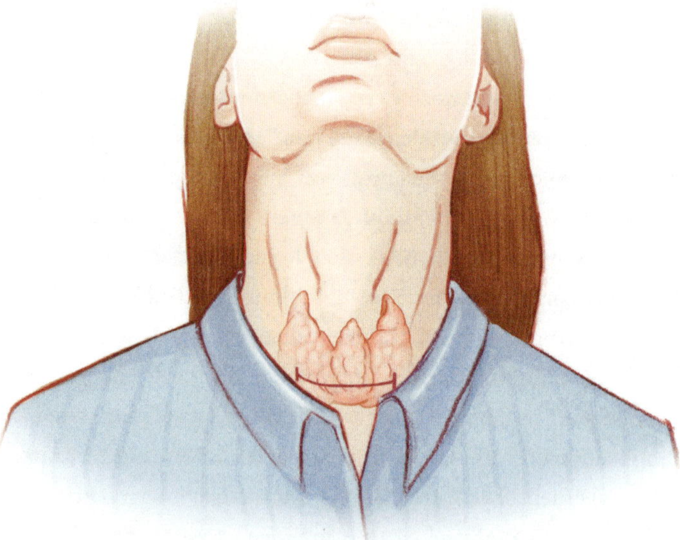

Der Chirurg setzt sein Messer am Hals des Patienten an. Weil hier oft der Kragen eines Kleidungsstückes liegt, nennt man die Prozedur Kragenschnitt.

Info

GEFAHREN DER SCHILDDRÜSEN-OP (THYREOIDEKTOMIE)

Die Sache mit der Operation ist nicht ganz ohne! Folgende Komplikationen können auftreten:

- **Blutungen**
- **Verletzungen des Stimmbandnervs:** Dies gehört zu den gefährlichsten Komplikationen einer Schilddrüsen-OP. Der Nerv zieht rechts und links an der Schilddrüse vorbei. Verletzt man einen der beiden, dann ist meist Heiserkeit die Folge. Verletzt man beide, schließen sich die Stimmlippen und man muss künstlich beatmet werden, da keine Luft mehr eingeatmet werden kann. Allerdings geschieht das extrem selten. Heutzutage wird der Nerv nämlich während der OP genau beobachtet. Mithilfe eines sogenannten Neuromonitorings identifiziert der Operateur die kritische Struktur und kann sie so während der OP meiden.
- **Verletzung der Nebenschilddrüsen:** Direkt hinter der Schilddrüse befinden sich die Nebenschilddrüsen. Während der Operation sind sie so gut wie nicht auszumachen, da sie zum einen sehr klein sind, zum anderen genauso aussehen wie die Schilddrüse selbst. Der Arzt weiß also nur ungefähr, wo sich die Dinger befinden, und versucht, sie nicht zu zerstören. Die Nebenschilddrüsen sind nämlich für den Kalziumhaushalt verantwortlich. Sie schütten das Parathormon aus. Sind sie verletzt und können dieser Aufgabe nicht mehr in vollem Umfang nachkommen, dann kann der Kalziumspiegel im Blut sinken, was zu diffusem Kribbeln im ganzen Körper bis hin zu spastischen Lähmungen führen kann. Glücklicherweise erholen sich die Nebenschilddrüsen meist innerhalb von ein paar Tagen wieder, sodass Betroffene das fehlende Kalzium nur sehr kurz durch Tabletten ersetzen müssen.
- Natürlich ist auch die **Narkose** an sich ein Risikofaktor, der zwar in der heutigen Zeit gut beherrschbar, aber nicht zu vernachlässigen ist.

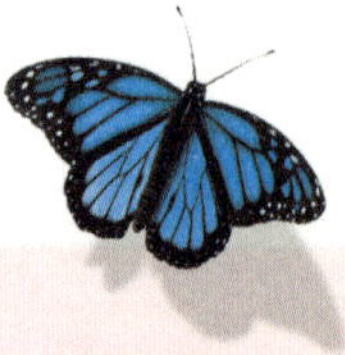

Extra

INTERVIEW MIT DEM SCHILDDRÜSENCHIRURGEN DR. CLEMENS LOHMÜLLER

Ich treffe mich für dieses Interview mit dem Oberarzt und Schilddrüsenchirurgen Dr. Clemens Lohmüller. Wir kennen uns von früheren Zeiten, in denen wir gemeinsam im Operationssaal gestanden sind. Heute ist er ein routinierter und exzellenter Schilddrüsenoperateur. Seine Patienten operiert er in Nürnberg.

Falk: Hallo, Clemens, wir wollen uns heute über die Schilddrüse unterhalten, denn du bist ja schließlich Schilddrüsenchirurg. Kann man das so sagen?

Dr. Lohmüller: Ja, das kann man. Ich operiere jede Woche Patienten an der Schilddrüse.

Falk: Wie viele Patienten kommen denn da so zusammen?

Clemens: Ich operiere ungefähr 50 Schilddrüsenpatienten im Jahr.

Falk: Das ist doch ziemlich viel.

Dr. Lohmüller: Schon. In unserem Zentrum operieren wir natürlich noch deutlich mehr.

Falk: Kommen wir gleich mal zu den Zahlen. In Deutschland wird die Schilddrüse viel öfter operiert als in anderen europäischen Ländern. Kannst du uns sagen, woran das liegen könnte?

Dr. Lohmüller: Dafür gibt es viele Gründe. Zum einen muss man hier auch selbstkritisch sagen, dass die diagnostischen Schritte vor einer Operation oft relativ lax durchgeführt werden. Es gibt klare Kriterien, wann beispielsweise ein Knoten als suspekt anzusehen ist. Die werden aber nicht von allen Kollegen in die tägliche Routine übernommen. Die Schilddrüse herauszunehmen scheint viel einfacher zu sein, als sich im Vorfeld differenziert über die Frage der Sinnhaftigkeit Gedanken zu machen.

Falk: Es wäre doch relativ einfach, die Natur eines Knotens im Vorfeld durch eine Biopsie zu bestimmen.

Dr. Lohmüller: Das wird deutlich zu selten gemacht. Außerdem vertrauen viele Kollegen dem Ergebnis nicht und argumentieren, dass ja keiner ausschließen kann, dass die Biopsie einfach nicht »richtig getroffen« hat. Schaut man sich hier aber die Studienlage an, so handelt es sich bei der Biopsie doch um eine sehr sichere und vor allen Dingen unkomplizierte Prozedur. Auch der Arzt tut sich oft schwer damit, einen negativen, also für den Patienten positiven Befund zu akzeptieren.

Falk: Wie siehst du also den Stellenwert der Biopsie in der Diagnostik von potenziell operationswürdigen Schilddrüsenbefunden?

Dr. Lohmüller: Sie wird, wie gesagt, viel zu wenig durchgeführt und beachtet. Manchmal wird der Patient auch bei negativen Befunden zu uns geschickt. Da besteht eine große Unsicherheit bezüglich der eigentlich klaren Bewertung des Ergebnisses. Es ist doch ganz klar, wenn ich eine diagnostische Methode empfehle und dann dem Ergebnis nicht traue, dann ist die ganze Prozedur sinnlos. Insofern, ja – die Feinnadelbiospie gehört für mich eindeutig zur präoperativen Diagnostik. Zumindest wenn es um das Thema »kalte Knoten« geht. Prinzipiell sollte sie aber lediglich dann erfolgen, wenn sich in der Ultraschalluntersuchung der Verdacht auf ein bösartiges Geschehen stellt.

Falk: Ich beobachte in meiner Praxis bei Patienten mit kalten Knoten eine ausgeprägte Angst vor Krebs, die so durch die Studienlage nicht nachzuvollziehen ist. Geht dir das auch so? Wie gehst du damit um? Ich frage mal ganz ketzerisch: Operiert ihr manchmal auch aus psychologischen Gründen?

Dr. Lohmüller: Es ist häufig so, dass die Patienten Angst vor Krebs haben und die definitive Klärung wünschen.

Falk: Und wie oft kommt es dann vor, dass sich in diesen operierten Knoten kleine Krebsgeschwüre gebildet haben?
Dr. Lohmüller: Aus meiner Erfahrung, ohne jetzt die Statistik zu bemühen, würde ich sagen: ungefähr bei zehn Prozent.
Falk: Das ist ja eine ganze Menge.
Dr. Lohmüller: Das bedeutet aber umgekehrt, dass es in 90 Prozent der Fälle nicht so ist.
Falk: So weit also zu den kalten Knoten. Was ist mit anderen Erkrankungen? Da fällt mir spontan der Morbus Basedow ein. Ist das überhaupt noch relevant? Siehst du solche Patienten in der Klinik?
Dr. Lohmüller: Ein durch Morbus Basedow bedingter Kropf wird schon operiert. Die Radiojodtherapie ist zwar das Therapeutikum der Wahl, aber bestimmte Patientengruppen, wie beispielsweise die mit einer Endokrinen Orbitopathie, profitieren eher von der Operation. Manche Patienten wollen aber auch keine Radiojodtherapie, sodass wir auch hier die Indikation zur Operation stellen.
Falk: Kannst du mal versuchen, deine eigenen Kriterien zu definieren, nach denen du letzten Endes die Entscheidung triffst, ob operiert werden sollte oder nicht?
Dr. Lohmüller: Oh, lass mich nachdenken. Also auf jeden Fall, wenn der Kropf eine mechanische Behinderung darstellt, also eine Atemwegsbehinderung bedeutet. Außerdem natürlich der begründete Verdacht auf ein Krebsleiden. Basedow-Patienten und solche mit fokalen Autonomien, also autonomen, hyperfunktionalen Arealen, operiere ich, wenn der Patient das eindeutig wünscht, was aus den gerade genannten Gründen der Fall sein kann.
Falk: Kommen wir nun mal zum Eingemachten. Was muss der Patient vor der OP beachten oder mitbringen?

Dr. Lohmüller: Wir brauchen zum einen den Befund vom HNO-Arzt, um zu sehen, dass die Stimmlippen nicht beschädigt sind. Schließlich ist die Verletzung des Stimmbandnervs eines der Hauptrisiken der Operation. Dann brauchen wir natürlich einen Ultraschall- und einen Szintigrafiebefund.
Falk: Was kann bei der OP schiefgehen?
Dr. Lohmüller: Zum einen kann der gerade erwähnte Stimmbandnerv geschädigt werden. Das kommt in ungefähr zwei Prozent der Fälle vor. Meistens heilt das Ganze im Verlauf aber wieder. Schlimmer ist, wenn man den Nerv aus Versehen durchtrennt. Da muss man schon sehr vorsichtig sein. Daneben besteht auch immer die Gefahr, die Nebenschilddrüsen zu verletzen, was nicht selten vorkommt, aber zum Glück auch meist nur ein temporäres Problem darstellt. Und dann gibt es da natürlich noch die allgemeinen OP-Risiken: Infektionen, Blutungen et cetera.
Falk: Wie lange müssen die Patienten in der Regel bei solch einem Eingriff im Krankenhaus bleiben?
Dr. Lohmüller: Meist können die Patienten zwei Tage nach der Operation wieder nach Hause gehen.
Falk: Gibt es noch irgendetwas, das du den Patienten, die an der Schilddrüse operiert werden, sagen möchtest?
Dr. Lohmüller: Ich möchte den Patienten gern die Angst vor der Diagnose Schilddrüsenkrebs nehmen. In der Regel ist der nämlich sehr gut behandelbar und nicht tödlich.
Falk: Ok, danke, dass du dir Zeit für mich genommen hast. Es war ein sehr interessantes Gespräch! Vielen Dank und alles Gute für dich und deine Patienten!
Dr. Lohmüller: Vielen Dank!

Radiojodtherapie oder OP – wer die Wahl hat, hat die Qual

»Wir können Sie operieren! Eine Radiojodtherapie geht aber auch.« – Mit diesen Optionen werden Patienten nicht selten konfrontiert. Die sich daraus ergebende Frage lautet: Und jetzt?
Welche der beiden Methoden kommt für Sie infrage, wenn die Schilddrüse weg muss? Hier ein paar Tipps:

- Steht der Verdacht auf Schilddrüsenkrebs im Raum, müssen Sie sich operieren lassen! Alles andere ist keine Option.
- Wenn Sie »nur« an Morbus Basedow leiden, sind die Methoden im Grunde gleichwertig. Haben Sie allerdings zusätzlich noch Knoten in Ihrem kleinen Halsorgan, dann würde ich zur Operation tendieren. Was weg ist, ist weg, und man muss die Knoten dann nicht ständig kontrollieren.
- Sollte ein heißer Knoten vorhanden sein (wir kommen gleich noch dazu, siehe Seite 166), dann eher keine OP.
- Wenn die Dinge wirklich 50:50 stehen, dann hören Sie auf Ihr Bauchgefühl. Ein wesentlicher Bestandteil jedweder Therapie ist, dass sich der Patient damit wohlfühlt. Ist Ihnen die Sache mit dem radioaktiven Jod nicht geheuer, dann wählen Sie die Operation. Wollen Sie sich nicht unbedingt den Hals aufschneiden lassen, dann muss das Jod her. Eines ist aber wichtig: Irgendetwas müssen Sie tun. Schieben Sie die Entscheidung nicht auf die lange Bank!
- Sollten Sie schwanger sein oder vorhaben, es in Kürze zu werden, oder stillen Sie, dann ist von der Radiojodtherapie selbstverständlich abzuraten. Radioaktive Strahlungen haben immer das Potenzial, Erbgut zu schädigen. Das spielt beim Erwachsenen keine große Rolle, denn die Strahlung wirkt nur auf sehr kurze Distanz. Beim sich entwickelnden Embryo kann aber schon ein minimaler Zellteilungsfehler zu schwerwiegenden Konsequenzen führen.

AUTONOME MACHEN RADAU: **DIE SCHILDDRÜSENAUTONOMIE**

Nachdem wir uns ausführlich mit dem Morbus Basedow beschäftigt haben, geht es nun um ein Krankheitsbild, dem ich in meiner täglichen Praxis nur selten begegne – die Schilddrüsenautonomie.

Was klingt, als hätten sich ein paar Zellen zusammengetan, um gemeinsame Randale anzurichten, ist tatsächlich genau das: Weil sich ein Teil der Schilddrüse den Kontrollinstanzen von oben entzogen hat, muss der Körper leiden. Der Grund, weshalb wir hier in Europa weniger Probleme mit diesem Krankheitsbild haben, ist, dass unsere Jodzufuhr in den letzten Jahren kontinuierlich besser geworden ist. Vor Einführung von jodiertem Speisesalz oder dem regelmäßigen Verzehr von Fisch und Meeresfrüchten war die durch autonome Areale ausgelöste Schilddrüsenüberfunktion ein echtes Problem.

Aber beginnen wir mal von vorne.

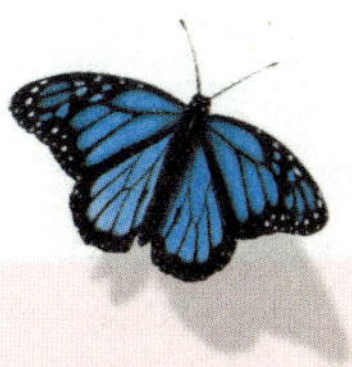

Info

JOD UND AUTONOMIE: EINE VERHÄNGNISVOLLE KOMBINATION

Schilddrüsenautonomien »funktionieren« nicht ohne Jod. Kommt es allerdings zum Zusammentreffen von Jod mit autonomen Arealen, dann kann es haarig werden:

Autonome Areale = keine Lebensgefahr

Jod = keine Lebensgefahr

Autonome Areale x Einnahme von Jod = Lebensgefahr!

Info

DER URSPRUNG DER AUTONOMIE LIEGT IN DEN GENEN

Lange war nicht klar, wie es zu dieser teils gefährlichen Verselbstständigung bestimmter Teile der Schilddrüse kommt. Dass in jeder Drüse ein paar autonome Zellen sitzen, wissen wir bereits relativ lange. Welchen Zweck das hat, darüber kann man nur mutmaßen. Vielleicht versucht der Körper auf diese Weise sicherzustellen, dass noch ein klein wenig T3 und T4 gebildet werden, selbst wenn die höheren Kontrollinstanzen ausfallen, wie es bei einem Schlaganfall möglich ist, der Hypothalamus und / oder Hypophyse schädigt, die dann ihrerseits kein TSH oder TRH mehr ausschütten können. In so einem Fall ist es gut, wenn ein paar Restzellen auf den fehlenden Befehl von oben pfeifen und trotzdem unbeeindruckt weiter Hormone produzieren. Vielleicht liegt die Ursache aber auch ganz woanders ...

Was wir allerdings wissen, ist, dass die übermäßige Anwesenheit autonomer Zellen eine genetische Ursache hat. So sind bei bestimmten Patienten die Gene verändert, die den TSH-Rezeptor oder ein diesem Rezeptor nachgeschaltetes Protein kontrollieren. Beide sind für die korrekte Steuerung der Schilddrüse zuständig. Besteht die Mutation, so kommt es zu einer Situation, bei der der Rezeptor, also das Schloss für TSH an der Schilddrüsenzelle, einfach aktiviert bleibt. Um bei unserer Schlüssel-Schloss-Analogie (siehe Seite 15) zu bleiben: Man kann sich das Ganze so vorstellen, dass die Tür einfach nicht zugeschlossen wird und somit ihren Sinn verliert. Die Mutation dieses Gens kann man nur in autonomen Zellen finden, sodass ein Zusammenhang auf der Hand zu liegen scheint. Welche Ursachen die Veränderung des Genmaterials allerdings hat, darüber kann nur spekuliert werden. Die unzureichende Aufnahme von Nährstoffen wie Selen oder Jod wird diskutiert, eine Kausalität konnte aber nicht abschließend bewiesen werden.

Der Suppressionstest

Autonome Areale existieren in jeder Schilddrüse. Mithilfe eines sogenannten Suppressionstests kann man das nachweisen. Bei diesem Test nimmt der Patient über einen vorher definierten Zeitraum eine große Menge Schilddrüsentabletten zu sich. Diese unterdrücken die Eigenleistung der Drüse. Führt man dann eine Szintigrafie durch, also eine Funktionsanalyse der Schilddrüse (siehe Infobox, Seite 142), dürfte man eigentlich keine Aktivität mehr erkennen.
Pustekuchen.
Trotz maximaler Unterdrückung des Organs hocken überall ein paar »Unbelehrbare« und knallen Hormone raus, dass einem schwindelig wird. Aber das macht nichts. Denn mit dieser minimalen Ausprägung der Autonomie kommt unser Organismus ganz gut klar, und sie hat im Grunde genommen keine Auswirkungen auf den Körper.
Irgendwann ist allerdings eine Grenze erreicht. Wenn die Anzahl der autonomen Areale einen bestimmten Anteil des Schilddrüsengewebes ausmacht, dann werden unkontrolliert größere Mengen des Hormons ins Blut gespült. Abhängig ist die Konzentration der »unkontrollierten« Hormone außerdem von der externen Jodzufuhr. Und hier liegt auch die große Gefahr der Erkrankung. Beide Faktoren – die Masse des autonomen Schilddrüsengewebes und die Menge des verfügbaren Jods – bestimmen die Menge der Hormone im Blut. Das ist fast wie in einer Matheaufgabe, einer Multiplikation (siehe Infobox, Seite 141). Dabei kann ein Faktor, zum Beispiel die Menge des autonomen Gewebes, sehr groß sein. Solange der andere, also die Verfügbarkeit des Jods, niedrig ist, passiert nichts.

Vorsicht, Schilddrüsensturm!

Kommt es aber zu einem plötzlichen Anstieg der Verfügbarkeit des Jods, kann es ziemlich problematisch werden. Denn dann multipliziert sich die große Masse der autonomen Areale mit einer ausreichenden Jodmenge und das kann zu einem wahren Schilddrüsensturm führen. Wir erinnern uns: Jod ist der flexible, von außen zugeführte Faktor für die Produktion von Schilddrüsenhormonen. Ist davon ausreichend vorhanden, wird die Herstellung der Hormone nur noch durch den TRH-TSH-Kontrollmechanismus gesteuert. Fällt der aus, wie es in den autonomen Gebieten der Fall ist, dann gilt: Feuer frei!

Jodmangelgebiet = Risikogebiet

Möglich ist das in Jodmangelgebieten. Hier können Autonomien über einen ziemlich langen Zeitraum unbemerkt bleiben. Kommt es dann zu einer plötzlich ansteigenden Jodzufuhr, wie es bei Kontrastmittelgaben oder bestimmten Medikamenten (siehe Infobox, Seite 122) der Fall ist, verfügen die autonomen Gebiete über genug Munition und beginnen, unkontrolliert Schilddrüsenhormone zu produzieren und ins Blut abzugeben. Das führt dann ziemlich schnell zu den uns bereits bekannten Symptomen der Überfunktion und im schlimmsten Fall zu einer thyreotoxischen Krise (siehe Seite 148 f.).

Ab zur Szintigrafie!

Bei den Symptomen einer Schilddrüsenüberfunktion muss Blut abgenommen werden, das wissen wir schon vom Morbus Basedow. Ob der nämlich schuld an den Symptomen ist oder doch eine Autonomie, das kann man natürlich nicht wissen. Zeigen sich im Blut ein stark erniedrigter TSH-Wert, hohe Hormonwerte und negative Autoantikörper, liegt der Verdacht auf eine Autonomie nahe.
Ein Ultraschall gibt Aufschluss darüber, ob ein Knoten vorliegt. Was das genau ist, dazu kommen wir später im Detail (siehe Seite 150 ff.). Jetzt nur so viel: Verdichtetes Schilddrüsengewebe ist oft hormonell

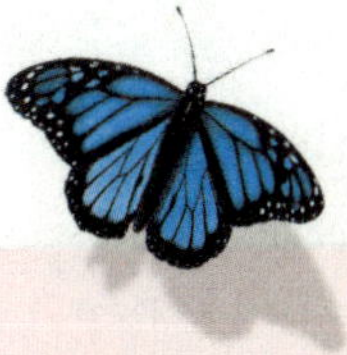

Info

DIE SCHILDDRÜSENSZINTIGRAFIE

Eine Szintigrafie ist eine bildliche Darstellung bestimmter Organfunktionen. Während man bei den klassischen diagnostischen Methoden, wie der Computertomografie (CT) oder der Magnetresonanztomografie (MRT), anatomische Strukturen darstellen kann, sieht man in der Szintigrafie die Anreicherung eines bestimmten metabolischen, also stoffwechselaktiven Ersatzstoffes in Form von optisch umgewandelten, radioaktiven Signalen. Es existiert auch noch eine Kombination aus Funktions- und Strukturbildgebung, das sogenannte PET-CT, bei dem die Informationen beider Methoden kombiniert werden. Das spielt aber in der Schilddrüsenmedizin kaum eine Rolle. Die Szintigrafie funktioniert folgendermaßen: Der Patient bekommt eine radioaktive Substanz verabreicht, die sich bei bestimmten Stoffwechselvorgängen, wie beispielsweise der Herstellung von Schilddrüsenhormonen, genauso verhält wie das Ursprungselement. Das macht natürlich nur Sinn, wenn man sich einen Stoff raussucht, der mehr oder weniger explizit in diesem Organ umgesetzt wird. Bei der Schilddrüse funktioniert das gut, weil Jod in größeren Mengen nur dort gespeichert wird. Man kann aber kein radioaktives Jod verwenden, weil das zu einer plötzlichen Überfunktion führen könnte, weshalb man auf ein ganz ähnliches Element, das sogenannte Technetium, ausweicht. Nach einer gewissen Zeit misst man die Verteilung des Isotops (das ist ein radioaktiv markiertes Molekül) mit einer speziellen Kamera, einer Gammakamera. Das so aufgenommene Bild gibt den Ärzten einen Überblick über die Aktivität einzelner Areale im Körper. Im Falle der Schilddrüse können beispielsweise besonders aktive (heiße) von nicht aktiven (kalten) Knoten unterschieden werden. Heiße Knoten entsprechen einer funktionellen Schilddrüsenautonomie.

aktiv. Das nennt man Knoten. Die Dinger sieht man im Ultraschall. Allerdings kann man in dieser Untersuchung nicht entdecken, ob die Zellen Hormone produzieren (heißer Knoten) oder nicht (kalter Knoten). Diese Frage kann nur eine Szintigrafie beantworten.

Die Aktivität bestimmen

Die Szintigrafie sagt uns, ob ein Knoten metabolisch aktiv ist, ob er also unkontrolliert Schilddrüsenhormone produziert. Dabei wird ein schwach radioaktiver Marker mit dem etwas komplizierten Namen *99mTechnitium* gespritzt, der sich verhält wie Jod.
Kennen Sie das nicht irgendwoher?
Genau! Auch bei der Radiojodtherapie wird ein radioaktives Isotop verabreicht, das zur Zerstörung des unmittelbar angrenzenden Gewebes führt. Das Prinzip, dass sich Jod so gut wie ausschließlich in der Schilddrüse anreichert, wird in der Medizin ziemlich häufig genutzt.

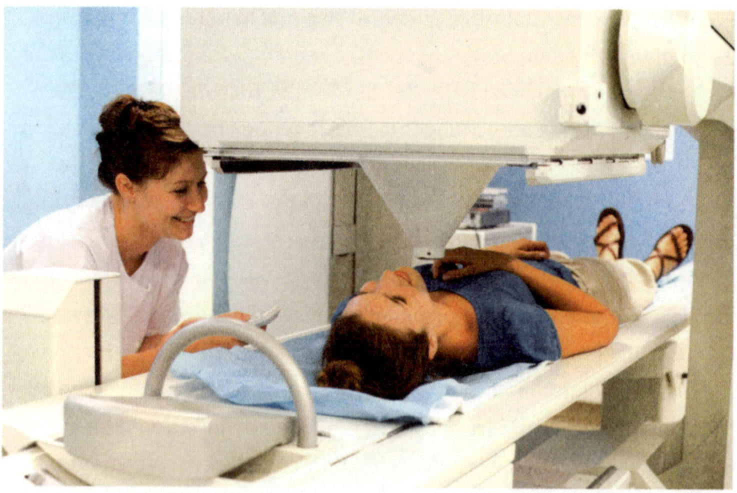

Mithilfe der Gammakamera ist es möglich, die Stoffwechselaktivität von Schilddrüsenknoten zu beurteilen.

Ist ja auch eine wunderbare Angelegenheit, oder? Im Falle der Szintigrafie kann man dann die Areale identifizieren, die einen besonders aktiven Jodstoffwechsel haben. Auf diese Weise kommt man den autonomen Burschen auf die Spur. Und was dann?
Jetzt weiß man, ob die Durchsetzung mit autonomen Zellen punktuell oder breit verteilt ist. Und das ist wichtig, denn man muss ja irgendetwas tun. Die Überfunktion muss behandelt werden.

Das alte Spiel – Spider-Man oder Jack the Ripper

Und dann geht doch alles wieder von vorne los. Bei der Autonomie fangen wir gar nicht erst mit einer Therapierunde an, die dann vielleicht funktioniert, vielleicht aber auch nicht (was aber erst nach einem ganzen Jahr klar ist). Denn wir wissen eines ziemlich sicher: Das Ganze funktioniert nicht. Zwar müssen auch hier Thiamazol oder Carbimazol gegeben werden, das allerdings nur, um die Symptome zu behandeln und den Patienten nicht unnötig den Belastungen der Hyperthyreose auszusetzen. Die definitive Therapie heißt entweder schnipp-schnapp oder radioaktives Jod. Die Schilddrüse muss zerstört werden – zumindest teilweise.
Das mag vielleicht etwas radikal klingen, aber unsere autonomen Freunde sind leider unbelehrbar. Die hören nicht einfach auf zu arbeiten, nur weil man nett darum bittet. Die Entscheidung muss gefällt werden: entweder Drüse raus oder Radiojod, was ungefähr auf das Gleiche hinausläuft. Wichtig ist bei beiden Ansätzen, dass man unbedingt vorher die Schilddrüsenhormone auf ein normales Maß herunterholt. Die Radiojodtherapie zeigt erst nach einigen Wochen messbare Erfolge und die Operation muss in der Euthyreose, also in einem Stadium ausgeglichener Schilddrüsenhormone, durchgeführt werden. Sonst droht der Super-GAU ...

THYREOTOXISCHE KRISE

Richtig unschön wird eine Schilddrüsenüberfunktion, wenn das Organ völlig die Orientierung verliert und macht, was es will. Denn unter bestimmten Bedingungen dreht eine ohnehin schon wie wild feuernde Schilddrüse völlig durch. Diese Bedingungen haben wir zum Teil schon kennengelernt. Da wäre zum einen ein ärztlicher Fehler, der eigentlich nicht mehr vorkommen sollte. Wenn nämlich ein Chirurg in eine bestehende Überfunktion hineinoperiert, dann werden die in den Kolloiden gespeicherten Schilddrüsenhormone freigesetzt und der Körper kommt mit der Schwemme an Hormonen nicht mehr klar. Ein weiterer Grund für einen wahren Hormonsturm ist die Gabe von Jod bei Menschen mit Schilddrüsenautonomie. In diesem Fall bestehen ja auch keine Steuerungsmechanismen mehr, sodass die autonomen Gebiete im wahrsten Sinne des Wortes explodieren.

Manchmal kommt es auch nach Absetzen der Medikamente Thiamazol oder Carbimazol (die die Hormonproduktion hemmen) zu einer thyreotoxischen Krise, aber das passiert eher selten.

Worum handelt es sich bei der thyreotoxischen Krise? Die *Glandula thyroidea* ist die Schilddrüse, wie sie der Lateiner gern nennt. Und toxisch? Das Wort heißt giftig. Im Falle der thyreotoxischen Krise werden so viele Hormone produziert, dass sie zu einem verhängnisvollen Gift werden ...

Das ist im Übrigen auch der Grund, weshalb es so wichtig ist, die Hormonbehandlung so engmaschig zu kontrollieren. Während bei anderen Medikamenten, wie beispielsweise solchen gegen erhöhten Blutdruck, eine Standarddosis festgelegt werden kann, die höchstens um ein paar Milligramm nach oben oder unten korrigiert wird, gilt es bei den Schilddrüsenhormonen eine feine Abstimmung zu finden, für die die Betroffenen sich anfangs alle sechs bis acht Wochen und später mindestens einmal jährlich Blut abnehmen lassen müssen.

Notfallplan im Krankenhaus

Den betroffenen Patienten geht es ziemlich mies. Das Ganze endet in der Regel auf der Intensivstation, wo sich die Ärzte nicht selten richtig anstrengen müssen, um den Betroffenen zu retten. Die Hormonstopper Carbimazol oder Thiamazol müssen in hoher Dosierung verabreicht werden, Kreislauf und Atmung müssen unterstützt werden. Nicht selten liegen die Patienten tage-, manchmal sogar wochenlang auf der Intensivstation und werden beatmet. Und es ist nicht klar, ob sie durchkommen.

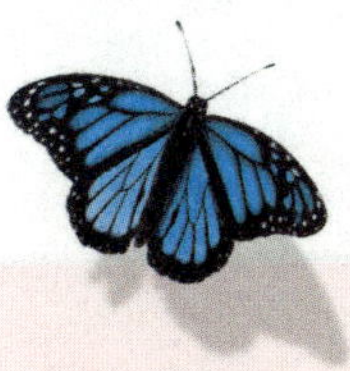

Info

DIE DREI STADIEN DER KRISE

Die thyreotoxische Krise läuft in drei Phasen ab (die fließend ineinander übergehen) und endet unbehandelt so gut wie immer tödlich.

Phase 1: Der Patient entwickelt starkes Fieber und sein Herzschlag ist massiv beschleunigt. Schwitzen, Unruhe und Angst vervollständigen das Bild. Später kommen noch Symptome wie bei einer Magen-Darm-Grippe, nämlich Übelkeit, Durchfall und Erbrechen dazu. Alles in allem ist das Ganze nicht ganz so einfach zu diagnostizieren, weil das Krankheitsbild an eine klassische Blutvergiftung erinnert.

Phase 2: Dem Patienten geht es zunehmend schlechter. Das Bewusstsein bricht langsam ein, außerdem reden die Betroffenen wirres Zeug, werden psychotisch und enden dann in Phase 3.

Phase 3: Das finale Stadium. Koma, Kreislaufversagen und Tod folgen rasch aufeinander.

Oh mein Gott, ein Knoten!

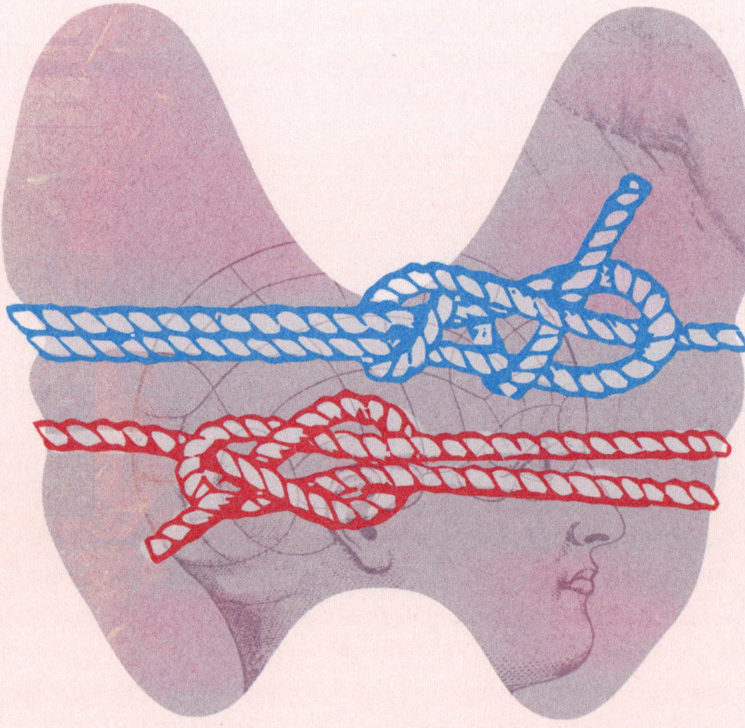

Habe ich jetzt Krebs?

Die Angst vor Krebs ist wohl eine der am weitesten verbreiteten Sorgen der Menschen überhaupt. Und leider wird ein Tumor im öffentlichen Verständnis noch immer mit ebenjener tödlichen Erkrankung gleichgesetzt. Dabei gibt es bei der Schilddrüse gutartige Wucherungen viel häufiger als bösartige.

Nichtsdestotrotz haben wir, berechtigterweise, eine ziemlich große Angst vor Krebserkrankungen, sodass wir Ärzte Knoten und Tumoren sehr ernst nehmen (was im Rahmen einer ordentlichen Krebsvorsorge sinnvoll ist und Leben retten kann).

Der Unterschied zwischen einem unbedeutenden kleinen Knötchen und dem gefährlichen, im schlimmsten Fall tödlichen Krebsgeschwür ist dabei auf den ersten Blick oft überhaupt nicht auszumachen und kann in vielen Fällen nicht einmal durch eine Computertomografie oder andere derartige Untersuchungen geklärt werden. Oft ist eine feingewebliche Untersuchung unumgänglich, sodass man um eine Biopsie – also die Entnahme von Gewebe – manchmal nicht herumkommt. Und das gilt nicht nur für die Schilddrüse. Auch Tumoren in anderen Organen offenbaren ihre wirkliche Natur nicht immer sofort. Manchmal müssen die Betroffenen bis nach der Operation warten, um zu erfahren, wie ihr Leben weiter verlaufen wird – eine quälende Unsicherheit, bis der endgültige Befund schließlich vorliegt!

Bei der Schilddrüse sind gutartige Tumoren sehr häufig und bösartige glücklicherweise eher die Ausnahme. Von Vorteil für die Untersuchungen ist außerdem, dass das Organ aufgrund seiner Lage im Hals einer Probeentnahme durch eine Feinnadelbiopsie gut zugänglich ist.

DIE SCHOCKDIAGNOSE

Ein Knoten ist also nicht gleich ein Knoten. Der Begriff beschreibt nämlich lediglich das, was der Arzt im Ultraschall sieht – und das ist nicht sehr spezifisch. Will heißen: Er kann zwar erkennen, dass da etwas ist. Was genau sich dahinter verbirgt, ist aber unklar und bleibt es meist ein Leben lang. Am Beispiel von Frau Kautzmann (siehe Infobox, rechts) können Sie sich ein ganz gutes Bild machen, wie das beim Arzt so abläuft, wenn man unbedarft zum Routinetermin kommt und mit der Diagnose »Schilddrüsenknoten« wieder nach Hause geht.

Quizfrage!

Was haben die Schilddrüse, die Brust und die Prostata gemeinsam? Es handelt sich bei allen dreien um endokrine Organe. Wir erinnern uns: Darunter versteht man Drüsen, die Hormone direkt ins Blut abgeben. Denken Sie mal scharf nach … na? – Kommen Sie darauf?
All diese Organe machen bei vielen Menschen irgendwann Probleme. Insbesondere Frauen laufen Gefahr, früher oder später einen Knoten in der Brust zu bekommen. Da diese Knoten oft bösartig sind, muss hier zeitnah eine genaue Diagnose erfolgen. Ab 50 fängt beim Mann die Prostata an, Schwierigkeiten zu machen. Sie wird größer, das Urinieren fällt zunehmend schwer, und auch das Thema Krebsangst schwingt irgendwie immer mit. Noch gibt es keine 100-prozentig zuverlässige Methode, mit der man die sogenannte benigne Prostatahyperplasie, also die gutartige Vergrößerung der Prostata, von einer Krebserkrankung unterscheiden kann. Die Biopsie sowie der PSA-Wert, ein spezieller Blutwert, der Hinweise auf eine Erkrankung der Prostata gibt, sind zwar starke Marker, können das Vorhandensein eines Krebsleidens aber auch nicht sicher ausschließen, wenn ihr Ergebnis negativ ist. Und warum? Weil sich auch die Prostata knotig um-

wandelt. Genauso wie die Brust und die Schilddrüse. Insofern scheint die Bildung gutartiger Tumoren eine Art Alterungsprozess in endokrinen Drüsen zu sein. Und das stellt uns Mediziner vor ziemlich große Herausforderungen, denn auch für die Schilddrüse existiert keine sichere Methode, den extrem häufigen gutartigen Knoten vom extrem seltenen Krebs zu unterscheiden – außer man nimmt das Ding raus.

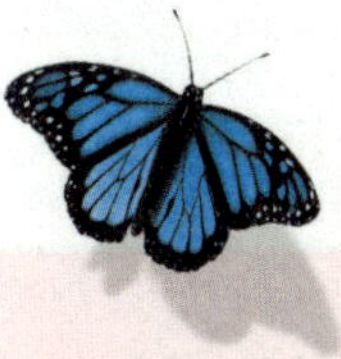

Extra

EIN GANZ NORMALER ARZTBESUCH

Die Geschichte von Frau Kautzmann ist keine seltene. Die 49-jährige Frau ist eine jener Patientinnen, die im Grunde genommen gesund sind, sich gesund fühlen und trotzdem ab und zu mal beim Arzt vorbeischauen, um die üblichen Vorsorgeuntersuchungen über sich ergehen zu lassen, bei denen bisher auch immer alles in Ordnung war. Frau Kautzmann nimmt keine Medikamente, bewegt sich viel und ist im Job nicht sonderlich gestresst. Als ich vor ein paar Jahren in die Praxis kam, sprach sich schnell in der Umgebung herum, dass ich mich ganz gut mit der Schilddrüse auskenne und entsprechende Untersuchungen zu meinem Repertoire gehören. Viele Patienten nahmen das Angebot, ihre Schilddrüse checken zu lassen, dankend an. Auch Frau Kautzmann freute sich über diese Gelegenheit. Ich nahm also Blut ab, bestimmte die üblichen Verdächtigen, also TSH, T3 und T4 sowie die Schilddrüsenantikörper, und führte eine Ultraschalluntersuchung der Schilddrüse durch. Obwohl sich im Blut nichts Krankhaftes zeigte, konnte ich beim Ultraschall sogenannte Knoten feststellen. Frau Kautzmann reagierte, wie alle Menschen, denen der Arzt sagt, sie hätten da etwas in der Schilddrüse – mit Angst ...

Info

TYPEN VON GUTARTIGEN SCHILDDRÜSENKNOTEN

Folgende gutartige Befunde können sich hinter dem Begriff Schilddrüsenknoten verstecken:

- Klassischer Knoten
- Schilddrüsenadenom
- Pseudoknoten

Wie kompliziert das Ganze ist, zeigt sich, wenn man die Zahlen sieht. Denn Knoten ist, wie ich eingangs schon erwähnt habe, nicht gleich Knoten. Die Ultraschalldiagnose sagt überhaupt nichts über die wahre Natur der Sache aus. Fasst man die ganzen möglichen Befunde zusammen (siehe Infobox, oben), dann finden Ärzte bei einem von vier Patienten einen Knoten. Im höheren Alter steigt die Zahl auf 50 Prozent. Man kann wohl davon ausgehen, dass früher noch viel mehr Menschen betroffen waren. Da aber einige Knoten (nicht alle) sich bei Jodmangel besonders wohlfühlen, konnten die Zahlen dank Jod auf zirka 25 Prozent gedrückt werden. Auch in anderen, gut mit Jod versorgten Ländern kann man von einer ähnlichen Prozentzahl ausgehen.

Welche Rolle spielt das Jod?

Wobei wir auch schon wieder beim Thema Jod wären. Und damit bei der Frage: Welchen Einfluss hat das Element beziehungsweise dessen Abwesenheit auf die Entwicklung von Knoten?
Die Antwort ist etwas unbefriedigend, denn sie lässt uns ziemlich ratlos zurück. Früher war die Welt noch wesentlich einfacher. Man ging davon aus, dass Jodmangel der hauptsächliche Auslöser für die Ent-

wicklung von Knoten jedweder Art ist. Diese schöne Annahme wurde jedoch von der Erkenntnis zerstört, dass Knoten eben auch bei Patienten vorkommen, deren Jodversorgung einwandfrei ist. Insofern weiß man heute, dass ein Jodmangel das Wachstum der Knoten zwar fördert und stimuliert, aber keinesfalls auslöst. Wobei die Knoten ganz unterschiedlicher Natur sein können, für den Betrachter, also den Arzt, aber gleich aussehen. Der Unterschied ist nur unter dem Mikroskop wirklich sichtbar.
Während Adenome nämlich richtige Tumoren sind, die aus einer einzigen entarteten Zelle hervorgehen (entartet bedeutet nicht gleich bösartig), sind nicht-adenomatöse Knoten Ansammlungen von Zellen, die denen in ihrer Umgebung stark ähneln, die sich aus bestimmten Gründen aber trotzdem an einem Punkt konzentrieren. Die Zellen von sogenannten Pseudoknoten sind dann überhaupt nicht mehr von den sie umgebenden Zellen zu unterscheiden, weshalb das ganze Konstrukt im Ultraschall zwar irgendwie knotig aussieht, sich im Feinschnitt unter dem Mikroskop aber keine Entsprechung finden lässt. Das klingt zugegebenermaßen alles etwas kompliziert, spielt aber für Sie als Patient eine untergeordnete Rolle. Hauptsache gutartig!

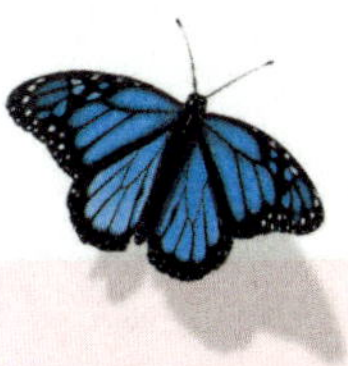

Info

EINE MÖGLICHE ERKLÄRUNG …

… dafür, dass Frauen vermehrt an Schilddrüsenknoten leiden, könnte das Östrogen sein. Denn das weibliche Hormon wirkt als Wachstumsfaktor und kann deshalb möglicherweise das Auftreten von Schilddrüsenknoten begünstigen.

Und wie kommt es zur Bildung von Knoten?

In jedem Organ befinden sich sogenannte Stammzellen. Das sind unausgebildete Zellen, die sich bei Bedarf spezialisieren können (siehe Abbildung, rechts). Man kann sich so eine Stammzelle vorstellen wie einen Schüler – ist noch nichts, kann aber alles werden. Die Entscheidung, ob eine Stammzelle zur Schilddrüsenzelle heranwachsen soll, treffen Wachstumsfaktoren, die ständig im Blut herumschwimmen und das Gleichgewicht im Körper kontrollieren. Eigentlich ein ziemlich cleveres Konstrukt, wenn man bedenkt, dass der Körper seinen eigenen Ersatzbaukasten immer mit sich herumschleppt. Nun ist es so, dass diese Stammzellen im Laufe des Lebens natürlich auch bestimmten äußeren Einflüssen unterworfen sind, die dazu führen, dass sich ihr Erbgut verändert. Das wiederum kann dann ein Grund dafür sein, dass eine Stammzelle nicht zu einer funktionierenden Schilddrüsenzelle heranwächst, sondern einen nutzlosen Tumor bildet. Ist das Erbgut der Zelle besonders stark geschädigt, kann daraus sogar eine Krebsgeschwulst erwachsen. Und jetzt kommt das Jod ins Spiel. Denn ein Jodmangel führt zur vermehrten Ausschüttung von Wachstumsfaktoren in der Schilddrüse, die ihrerseits auch das Wachstum der Knoten beschleunigen.

Wie geht's jetzt weiter?

Generell sollte also bei allen Patienten, deren Blutwerte in Bezug auf die Schilddrüse auffällig sind, eine Ultraschalluntersuchung des Organs durchgeführt werden. Zum einen deshalb, weil bei einer Überfunktion gezielt nach Knoten gesucht werden muss, die ja schließlich als Grund für die Funktionsstörung durchaus infrage kommen. Zum anderen kommen Knoten bei Hashimoto-Patienten gehäuft vor. Und last but not least beantwortet der Ultraschall ja nicht nur die Frage

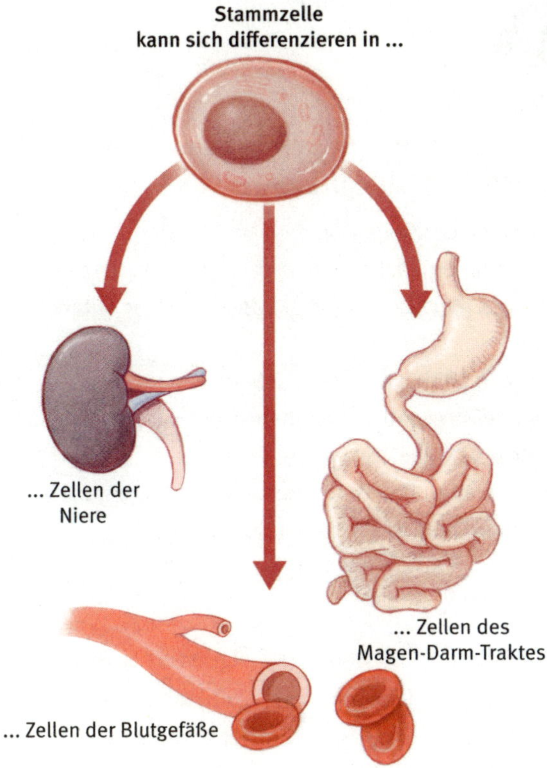

Die Stammzelle ist ein wahrer Gestaltenwandler. Bekommt sie ein Signal des Körpers, dann kann sie sich in jede beliebige Körperzelle verwandeln und dient so als optimales »Ersatzteil«.

nach Knoten, sondern auch eine Menge andere, wie beispielsweise die, ob ein Autoimmunprozess für eine eventuelle Schilddrüsenunterfunktion verantwortlich sein könnte.

Entdeckt der Arzt im Ultraschall dann tatsächlich Knoten in der Schilddrüse, so muss er diese bewerten. Das ist gar nicht so einfach. Schon das Auffinden ist nicht immer leicht. Manche Knoten unterscheiden sich nämlich kaum vom umgebenden Gewebe. Ob es sich also tatsächlich um einen Knoten handelt oder nur um normales

Info

DINGE, NACH DENEN DER ARZT BEIM SCHILDDRÜSEN-ULTRASCHALL SUCHT

- Er vermisst die Größe des Organs.
- Er beurteilt die Ultraschall-Konsistenz (auch Textur genannt) und schließt daraus auf das eventuelle Vorliegen einer Autoimmunerkrankung.
- Er sucht nach Knoten und vermisst diese.
- Er beurteilt eine eventuelle Größenentwicklung von Schilddrüsenknoten, falls bereits welche vorhanden waren.
- Er beurteilt die Strukturen rund um die Schilddrüse, allen voran die Lymphknoten entlang der Halsgefäße.

Schilddrüsengewebe, das ist oft erst bei genauer Betrachtung in mehreren Schnittebenen sicher zu sagen – und manchmal auch gar nicht.
Dabei ist ein Knoten gar nicht so einfach zu erkennen und man braucht viel Übung, um wirklich sagen zu können, ob es sich um eine Verdichtung von normalem Gewebe oder tatsächlich einen echten Knoten handelt – oder vielleicht doch sogar um Krebs?! Zwar machen nicht alle Knoten derartige Probleme. Aber insbesondere, wenn sie in Bezug auf ihre Echogenität (das erkennt man an der Graustufe, die am Monitor zu sehen ist) dem umliegenden Gewebe zu sehr ähneln, kann man die Biester schon mal übersehen. Man darf nicht vergessen: Im Ultraschall sieht man keine Farben, sondern nur verschiedene Abstufungen von Grau – 50 shades of grey, wenn man so will.
Der Knoten an sich wird dann nach bestimmten Kriterien beurteilt, die eine Abschätzung darüber erlauben, ob es sich um eine gutartige oder bösartige Veränderung handelt. Denn obwohl Schilddrüsenkrebs

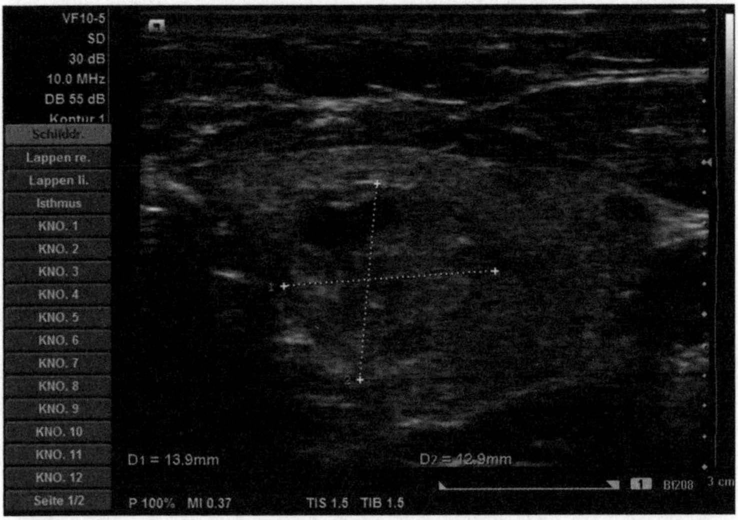

Schilddrüsenknoten im Ultraschall. Querschnitt von unten.

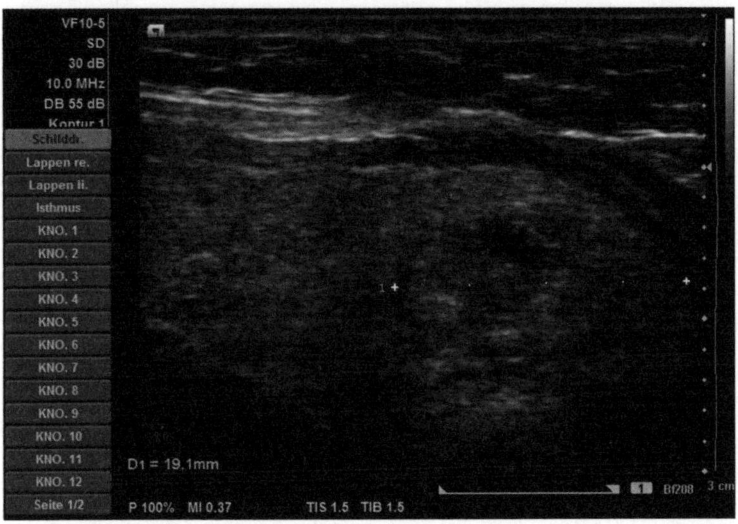

Schilddrüsenknoten im Ultraschall. Querschnitt seitlich.

sehr selten ist, sollte der keinesfalls übersehen werden. Aus diesem Grund ist es äußerst wichtig, die wenigen Krebsgeschwüre, die – rein statistisch – vorkommen, unbedingt zu identifizieren. Das wiederum ist eine extrem große Herausforderung, denn der Ultraschall sagt uns nicht, ob es sich um eine gutartige oder eine bösartige Wucherung handelt. Der Arzt kann das ausschließlich anhand von indirekten Kriterien abschätzen. Oft ist das Ergebnis dann alles andere als sicher. Bei dieser schwierigen Beurteilung hilft neben der Erfahrung des Untersuchers auch der sogenannte Farb-Doppler oder genauer: die farbcodierte Doppler-Sonografie. Aber auch die kann uns nur Hinweise auf die Durchblutung des Knotens geben. Ob die dann etwas über dessen Natur aussagt, ist leider mehr als fraglich.

Bei diesem Verfahren wird der Doppler-Effekt (also der Effekt, der entsteht, wenn Sie ein Polizeiauto auf sich zukommen und wieder von sich wegfahren hören und sich die Tonhöhe der Sirene verändert) genutzt. Durch Frequenzverschiebungen von vorbeifließenden roten Blutkörperchen lassen sich Blutströme simulieren, die täuschend echt aussehen. Das klingt zwar etwas kompliziert – und ist es ehrlich gesagt auch –, hilft uns aber ungemein bei der Darstellung von Blutgefäßen. Die unterschiedliche Durchblutung von gut- und bösartigen Tumoren gibt uns gute, aber keinesfalls sichere Hinweise auf die Natur der Geschwulst. Bösartige Tumoren können Gefäße nämlich selbst bilden, was sie aber sehr ungeordnet machen. Das kann man in der Doppler-Sonografie sehen. Gutartige Tumoren hingegen sind nicht in der Lage, ihre eigenen Gefäße zu bauen, weshalb sie ihr Blut von außen beziehen müssen, was zu einer verstärkten Durchblutung der äußeren Tumorwand führt.

Deshalb wird ein erstmalig entdeckter Knoten auch in kurzen Intervallen kontrolliert. Eine Eigenart bösartiger Tumoren ist nämlich das schnelle Wachstum. Hat sich die Größe des Knotens nach ein paar Monaten nicht verändert, dann ist etwas Entspannung angesagt.

Anders ist das bei Knoten, deren maximaler Durchmesser über einem Zentimeter liegt. Die müssen dann weiter abgeklärt werden – beim Nuklearmediziner. Neben Knoten mit einer Ausdehnung von über einem Zentimeter lassen sich auch oberflächlich gelegene Knoten mithilfe der Szintigrafie abklären.

Aber leider ist auch das alles nicht so einfach, denn ein schnelles Wachstum per se ist an sich kein Kriterium für Bösartigkeit, sodass wir – man muss es sagen – oft mit ziemlich leeren Händen dastehen. Insofern dient der Ultraschall in allererster Linie dem Auffinden von knotigen Veränderungen. Abhängig von Größe und den gerade angesprochenen Schallkritierien ist eine weitere Abklärung der Natur der Knoten ausschließlich durch andere Verfahren möglich. Letzten Endes, wir werden gleich darauf zu sprechen kommen, kann uns nur die Biopsie sicher sagen, mit was genau wir es zu tun haben.

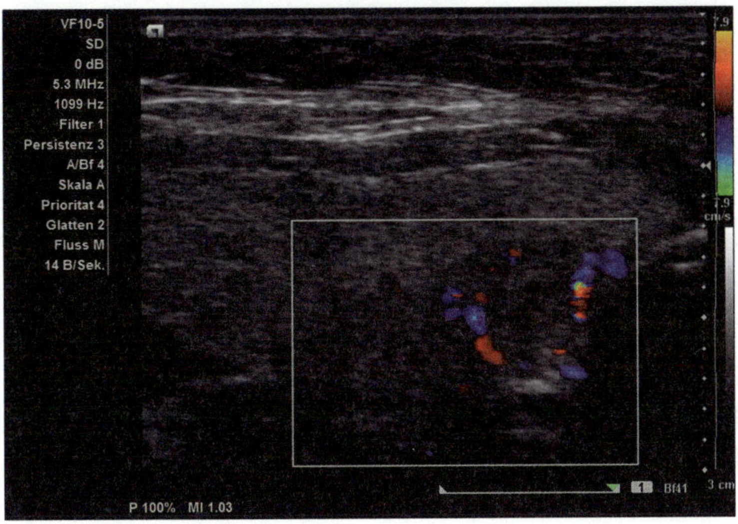

Knoten im Dopplermodus. Hier ist deutlich zu sehen, dass sich am Rande des Knotens viele Gefäße gebildet haben – ein Hinweis auf die gutartige Natur der Veränderung.

KALTE UND HEISSE KNOTEN

Die Szintigrafie als Untersuchungsmethode haben Sie bereits kennengelernt (siehe Seite 145). Während uns der Ultraschall Informationen zur Beschaffenheit, zum Aussehen und auch zur Durchblutung von Schilddrüsenknoten liefert, kann die Szintigrafie die Frage beantworten, ob eine Schilddrüsenwucherung Hormone produziert oder einfach nur stumm vor sich hin existiert.
Weil die hormonproduzierenden Tumoren in der Szintigrafie viel radioaktives Technetium aufnehmen, was sich ja wie Jod verhält und in Schilddrüsenhormone eingebaut wird, spricht man von heißen, also aktiven Knoten. Sie leuchten in der Untersuchung besonders hell. Kalte Knoten bestehen dagegen aus inaktiven Zellen, deren Hormonproduktion eher vermindert ist, weshalb sie auf dem Szintigrafie-Bild blass dargestellt werden. Beides hat so seine Vor- und Nachteile. Während heiße Knoten zu einer Überfunktion führen können (nicht zwangsläufig müssen) und in einem solchen Fall rigoros entfernt werden müssen, besteht bei kalten Knoten die Gefahr, dass es sich um bösartige Tumoren handeln könnte. Man darf nicht vergessen: Die morphologische Beschreibung der Knoten (also die Beschreibung von Form und Aussehen) erfolgt immer auf Basis des Ultraschalls – und der sagt uns leider nicht, ob eine Veränderung gut- oder bösartig ist.
Die überwiegende Mehrzahl der Patienten kommt mit der Diagnose »kalter Knoten« von der Szintigrafie zurück. Natürlich googeln heutzutage viele Menschen ihre Beschwerden im Internet, sodass meist eine der ersten Fragen ist, ob das nun Krebs bedeutet. – Tut es nicht. Beim Betrachten der Szintigrafiebilder wird relativ schnell klar, dass deren Interpretation nicht ganz so einfach ist und einer Menge Übung und Erfahrung bedarf. Ein versierter Nuklearmediziner kann aber binnen Sekunden aus den vielen Pixeln tatsächlich eine Aussage über die (fehlende) Aktivität der Knoten treffen.

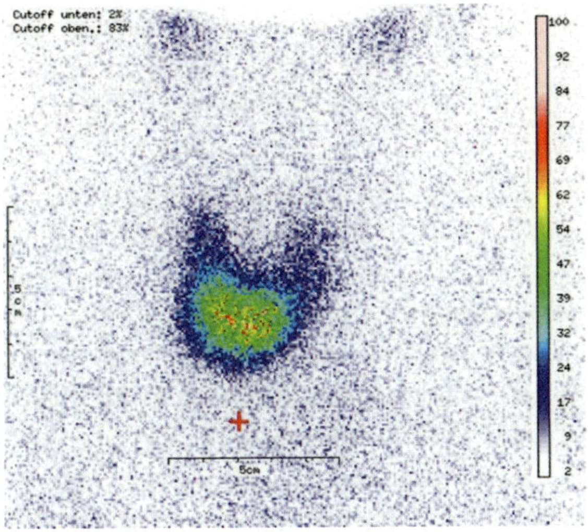

Die Diagnose lautet beim Bild oben: heißer Knoten. Zu erkennen ist dies an den mittig vermehrt vorkommenden kleinen roten Pünktchen.

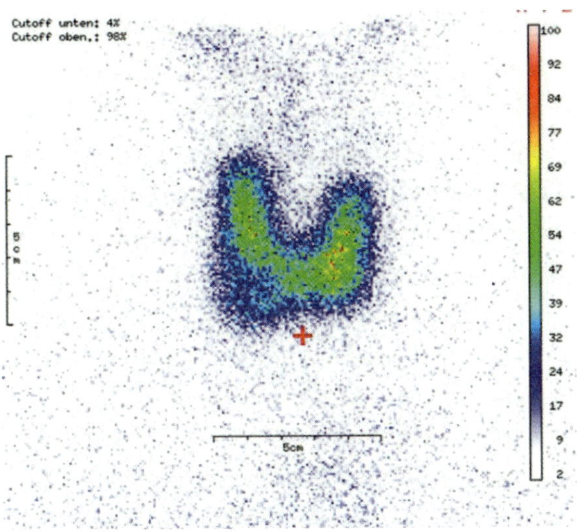

Die Diagnose bei diesem Bild lautet: kalter Knoten. Angezeigt wird dies durch das vermehrte Vorhandensein blauer Pünktchen am Rand.

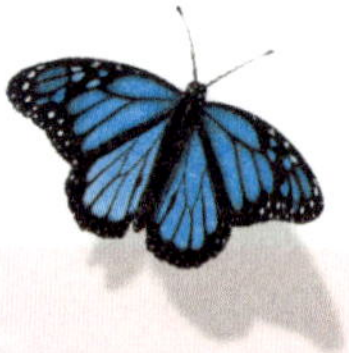

Info

VON ALLEM ETWAS

Selten kommt es vor, dass bei einer Schilddrüsenüberfunktion sowohl die TSH-Rezeptor-Antikörper erhöht sind als auch ein heißer Knoten in der Szintigrafie festgestellt werden kann. Dieses Phänomen nennt sich Marine-Lenhart-Syndrom und es erfordert eine chirurgische Therapie. Die darf, wie immer bei der Schilddrüsenüberfunktion, aber erst dann durchgeführt werden, wenn es den Ärzten gelungen ist, die Stoffwechsellage mittels Medikamenten zu normalisieren.

Was tun bei kalten Knoten?

Auch wenn hinter einem kalten Knoten nur in sehr wenigen Fällen ein bösartiger Tumor steckt, müssen diese Patienten regelmäßig überwacht werden, um genau diese Eventualität auszuschließen. Weil die meisten Formen von Schilddrüsenkrebs ganz gut behandelbar sind, ist es umso wichtiger, einen bösartigen Tumor schnell zu erkennen.
Früher war die Welt noch in Ordnung! Man ging davon aus, dass die Gabe eines Schilddrüsenhormons den TSH-Spiegel senkt (was ja auch stimmt), weil das Gehirn (der Hypothalamus) feststellt, dass genügend Hormone da sind – WhatsApp an die Hypophyse: »Drossel unbedingt die Produktion!« So weit alles in Ordnung. Die Theorie war nun, dass ein niedriger TSH-Spiegel zu einer verminderten Stimulation der Schilddrüse und dadurch zu einem Wachstumsstillstand von kalten Knoten führen kann. Pustekuchen.
Da man mittlerweile weiß, dass die allermeisten Knoten gutartige Tumoren sind, hat sich die Erkenntnis durchgesetzt, dass man jahrelang auf dem Holzweg war. Denn eine Eigenschaft von Tumoren ist eben,

dass sie sich der normalen Wachstumskontrolle entzogen haben. Da kann man also so viele Hormone geben, wie man will. Die Dinger interessiert es einfach nicht. Lediglich der Einsatz einer Kombination aus Schilddrüsenhormonen und Jod konnte in großen Studien eine deutliche Verminderung des Knotenwachstums erreichen, sodass diese Therapiemaßnahme heute regelmäßig Anwendung findet. Aufpassen muss man hier bei Patienten, die neben den Knoten in der Schilddrüse zusätzlich unter einer immunologischen Unterfunktion, also etwa unter Hashimoto leiden. Für die ist die Gabe von Jod ein No-Go.

Info

CALCITONIN

Es gibt vier verschiedene Arten von Schilddrüsenkrebs. Eine der gefährlicheren ist das sogenannte medulläre Schilddrüsenkarzinom. Dieser Tumor ist oft mit genetischen Faktoren vergesellschaftet und kommt in bestimmten Familien gehäuft vor. Das einzig Gute ist, dass es einen Blutwert gibt, der auf das Vorhandensein eines medullären Schilddrüsenkarzinoms hinweist, das Calcitonin. Bei unklaren oder suspekt wirkenden Knoten bestimmen die Ärzte Calcitonin, um das schlimmste der Schilddrüsenkarzinome auszuschließen. Mittlerweile gehen die Empfehlungen der Fachgesellschaften sogar so weit, dass eine Calcitonin-Bestimmung immer durchgeführt werden sollte, wenn ein Knoten diagnostiziert wird.

Aber Vorsicht: Der Wert kann durch bestimmte Medikamente fälschlicherweise hoch sein. Gerade die häufig verschriebenen Protonenpumpenhemmer, wie Pantoprazol, können den Wert verfälschen. Auch eine Nierenfunktionsstörung hat Einfluss auf die Höhe des Calcitonin.

Interessant ist, dass die Gabe dieser Kombination nicht nur zu einem Wachstumsstopp führen kann, sondern die Knoten in vielen Fällen sogar verkleinert. Der Effekt von Schilddrüsenhormonen ohne die Zugabe von Jod oder von Jod ohne die Zugabe von Schilddrüsenhormonen ist dagegen minimal bis nicht vorhanden.

Und was tun bei heißen Knoten?

Für heiße Knoten müssen, ganz im Gegensatz zu den kalten, immer definitive Lösungen gefunden werden, will heißen: Der Knoten muss weg. Das ist insofern nachvollziehbar, als es sich ja schließlich um Bereiche handelt, die Hormone ausschütten, ohne irgendeiner Kontrolle unterworfen zu sein.

Aufpassen muss der Arzt auch hier, dass die Behandlung in einer Phase stattfindet, in der die Hormonwerte wieder auf Normalniveau sind, da es, wir haben es bereits angesprochen, bei der Zerstörung von heißen Knoten zur unkontrollierten Ausschüttung von Schilddrüsenhormonen kommen kann, was eine Schilddrüsenkrise nach sich zieht.

Ein weiterer Unterschied zu kalten Knoten ist die Möglichkeit, auf eine OP zu verzichten und stattdessen eine Radiojodtherapie durchzuführen. Auch dieses Verfahren haben wir beim Thema Autonomie schon kennengelernt. Und da ein heißer Schilddrüsenknoten ja nichts anderes ist als eine Masse autonom vor sich hinarbeitender Zellen, gilt hier natürlich das Gleiche. Die Sache mit der Radiojodtherapie funktioniert bei heißen Knoten auch deshalb so gut, weil sich dahinter kein Karzinom, also kein Krebs verbirgt. Diese Möglichkeit schwingt ja bei kalten Knoten immer mit, sodass kein Arzt das Risiko eingehen würde, so ein Ding im Hals zu belassen, wenn er befürchtet, dass sich tatsächlich ein bösartiger Tumor gebildet hat.

Außerdem benötigt eine Radiojodtherapie stoffwechselaktives Gewebe. Und genau aus diesem bestehen kalte Knoten nicht.

OP ODER NICHT OP – DAS IST HIER DIE FRAGE …

Nach diesem vielen Hin und Her in Bezug auf Therapiemöglichkeiten stellt sich also die Frage, wann welcher Befund wie am besten zu behandeln ist. Obwohl das nicht immer ganz einfach beantwortet werden kann, möchte ich Ihnen doch ein paar Tipps und Entscheidungshilfen an die Hand geben.

Kalte Knoten

Die Radiojodtherapie, also das Einbringen von radioaktivem Jod in den Körper, das sich dann in der Schilddrüse sammelt und diese zerstört, funktioniert in hochaktivem Gewebe. Kalte Knoten sind genau das Gegenteil. Das bedeutet, dass die Radiojodtherapie hier keine Option ist. Bleiben die beiden Möglichkeiten: abwarten und Tee trinken (und einmal täglich ein Tablettchen zu sich nehmen) und Operation. Für welche Option sich der Patient entscheidet, ist sehr individuell. Aus ärztlicher Sicht sollte die Operation durchgeführt werden, wenn der Verdacht auf einen bösartigen Tumor besteht, was ziemlich selten der Fall ist, und wenn die Knoten so groß sind oder so ungünstig liegen, dass sie ernsthafte Symptome verursachen. Die meisten Menschen können mit ihren Knoten aber ziemlich gut leben, ohne jemals unters Messer zu müssen.

Heiße Knoten

Bei heißen Knoten liegt die Sache wieder etwas anders. Hier sollte unbedingt entweder eine OP oder eine Radiojodtherapie durchgeführt werden. Abwarten und Tee trinken ist eine eher schlechte Idee. Im Gegensatz zu kalten Knoten beeinflussen die heißen schließlich den Körper ganz massiv und entziehen sich jedweder Kontrolle, was unter Umständen böse enden kann. Die Entscheidung für oder gegen die OP ist hier, mit Einschränkungen, Sache des Patienten. Möchte man sich lieber unters Messer legen oder sich doch eher einem radioaktiven Stoff aussetzen? Und auch, wenn das Jod ziemlich ungefährlich ist, so behagt der Gedanke an Radioaktivität doch vielen Menschen nicht sonderlich. Eine gute Aufklärung ist hier das A und O. Generell kann man aber sagen, dass kleinere Knoten sich recht gut mittels Radiojodtherapie behandeln lassen, während sehr große autonome Areale und solche, die anatomisch so liegen, dass sie Beschwerden verursachen, eher operativ angegangen werden sollten.

Klärung kann die Biopsie bringen

In Deutschland wird generell viel zu viel an der Schilddrüse herumoperiert. Das hat mehrere Gründe. Zum einen besteht bei vielen Patienten, aber auch manchmal bei Ärzten, eine gewisse Unsicherheit in Bezug auf das Thema Krebs. Da wird das Organ lieber ganz entfernt, um ja kein Risiko einzugehen. Eine nachvollziehbare Vorgehensweise. Allerdings kann eine Feinnadelaspirationsbiopsie (FNAB) hier Klärung bringen. Diese Methode ist eigentlich eine feine Sache, wird aber kaum durchgeführt. Wieso? Weil sie ein Minusgeschäft ist und der Arzt so wenig Geld dafür bekommt, dass er eigentlich immer draufzahlen muss.

Dabei könnten viele unnötige OPs verhindert werden, wenn nur konsequent biopsiert werden würde. Vielleicht erinnern Sie sich an das Gespräch mit Herrn Lohmüller, dem Schilddrüsenchirurgen (siehe Seite 136). Er hatte im Interview erzählt, dass die Biopsie der Schilddrüse für ihn unter Umständen eine Voraussetzung für eine Operation darstellt. Und genauso ist es. Für eine Operation ist eine rechtfertigende Indikation unerlässlich. Und die kann die Biopsie liefern.

Die Schilddrüse ist durch ihre oberflächliche Lage im Hals gut erreichbar. Was spricht also dagegen, kurz hineinzustechen, um Gewebe zu gewinnen, das dann unter dem Mikroskop untersucht werden kann? Viele Patienten fragen mich, ob nicht die Gefahr besteht, dass bei der Biopsie »irgendwas aufgeweckt wird«. Diesbezüglich kann ich Sie beruhigen. Auch wenn es sich tatsächlich um ein bösartiges Krebsgeschwür handeln sollte – die Prognose des Patienten verschlechtert eine Biopsie nicht. Im Gegenteil: Es ist von großem Vorteil zu wissen, mit was man es zu tun hat. Nur so kann man es auch bekämpfen.

Info

LEHRREICHE WEINTRAUBEN

Ich lasse meine Patienten regelmäßig biopsieren. Leider kann ich das nicht selbst tun, denn man braucht eine Szintigrafie, bevor man in den Hals sticht, um nicht aus Versehen in einen heißen Knoten zu punktieren. Die Folgen wären fatal. Insofern bleibt die Methode sinnvollerweise den Nuklearmedizinern vorbehalten, die sie im Anschluss an die Szintigrafie durchführen können. Mit einem der Kollegen pflege ich regen Kontakt. Bei einem Besuch erzählte er mir, wie er seine jungen Kollegen auf den Eingriff vorbereitet. Ich war überrascht über die Kreativität des Trainingsmoduls. Weil es relativ schwierig ist, die Knoten gut zu treffen, geschieht das unter Ultraschallkontrolle. Und das muss man wirklich gut üben, bevor man auf den Patienten losgelassen wird. Herhalten müssen dafür … Weintrauben! Die werden in einer Hühnerbrust versteckt und müssen dann vom Arzt mittels Ultraschall gefunden und punktiert werden. Keine einfache Angelegenheit …

DIE SCHILDDRÜSEN-OPERATION

Nachdem wir uns nun viel über die verschiedenen Einsatzgebiete, Vor- und Nachteile von Operation und Radiojodtherapie unterhalten haben, kommen wir zu den Details. Eine Schilddrüsenoperation – wie läuft das eigentlich bei Patienten mit Knoten ab? Kennengelernt haben wir das Verfahren ja schon bei der Operation des Morbus Basedow, wo so gut wie die gesamte Drüse rausgenommen wird. Knoten-OPs werden deutlich häufiger durchgeführt. Wie Sie wissen, wird in Deutschland sehr oft an der Schilddrüse operiert. Insbesondere bei Knoten zu oft, wie ich finde.
Grundsätzlich muss man dabei differenzieren zwischen einer Operation wegen eines (vermutet) bösartigen Tumors und einer Knoten-OP. Beide Herangehensweisen unterscheiden sich deutlich, denn beim Krebs kommt nicht nur der betroffene Schilddrüsenanteil weg, sondern die ganze Drüse, unter Umständen umliegendes Gewebe und die Halslymphknoten ebenfalls. Weil wir später noch mal separat darauf zu sprechen kommen (siehe Seite 190), möchte ich mich in diesem Kapitel erst mal auf die Entfernung normaler, gutartiger Knoten konzentrieren. Knackpunkt hier ist, wie bei allen Schilddrüsen-OPs und wie bei allen Operationen überhaupt, dass sie in einer euthyreoten Stoffwechselsituation stattfinden muss, was man mit dem TSH-Test relativ gut verifizieren kann. Steht die Indikation, also der rechtfertigende Grund, dann geht's los.

Aufklärung ist die halbe Miete

Als Erstes wird der Chirurg ein ausführliches Vorgespräch durchführen, wo auf Risiken, Komplikationsmöglichkeiten, das Verfahren an sich, aber auch mögliche Alternativen ausführlich eingegangen wird. Der Patient hat hier die Möglichkeit, Fragen zu stellen, und auch, sich das Ganze noch mal zu überlegen. Weil für diesen Schritt genug Zeit zur Verfügung gestellt werden muss, verpflichtet der Gesetzgeber den Chirurgen, die Aufklärung mindestens 24 Stunden vor dem geplanten Eingriff vorzunehmen.

Nur in Notfallsituationen darf von dieser Regel abgewichen werden. Und Notfallsituationen gibt es beim Thema Schilddrüsenoperation im Grunde nicht. Für ein erfolgreiches Aufklärungsgespräch ist es wichtig, dass auch Sie als Patient sich ordentlich darauf vorbereiten. Überlegen Sie, was genau Sie umtreibt und was Sie wissen wollen, scheuen Sie sich nicht, auch kritische Fragen zu stellen.

Nachdem alle Unklarheiten beseitigt sind, müssen der aufklärende Chirurg und Sie ein Dokument unterschreiben, in dem Sie in die Operation einwilligen. Eventuelle Besonderheiten, wie Allergien auf Medikamente oder Blutungsgefahren, werden dort vermerkt. Auch werden Dinge dokumentiert, die Sie ausdrücklich nicht wünschen. Dieser Aufklärungsbogen wird mit Ihnen in den Operationssaal gegeben. Liegt er vor Beginn des Eingriffs nicht vor, dann wird nicht geschnitten – auch wenn Sie schon schlafen.

Ist alles so weit in Ordnung, dann wetzen die Chirurgen das Messer! Mittels eines Kragenschnitts (den haben wir schon auf Seite 135 kennengelernt) wird der Hals eröffnet. Obwohl man meinen könnte, die Schilddrüse spränge einem direkt ins Auge, sobald die Schutzbarriere der Haut durchbrochen ist, muss der Chirurg doch ganz schön »wühlen«, bis er das Organ ins Blickfeld bekommt. Denn nach Haut kommt Fett und danach erst mal Muskeln, und irgendwann, tief unten im Hals, zeigt sich dann die Drüse. Sie liegt direkt an der Luftröhre, gehört also zu den tiefsten Halsstrukturen überhaupt.

Und der Weg dorthin ist auch nicht gerade einfach zu gehen, denn er ist mit jeder Menge Blutgefäßen gepflastert, die es dem Operateur ganz schön schwer machen können. Ist die Schilddrüse erreicht, dann muss das Organ erst mal freipräpariert werden.

All diese Schritte gleichen dem Vorgehen beim Basedow. Erst wenn die Schilddrüse identifiziert ist, läuft die OP ein kleines bisschen anders ab, denn meist wird bei der Knoten-Operation lediglich ein Teil der Schilddrüse entfernt, während beim Basedow fast alles weg muss.

Vorsicht beim Stimmbandnerv!

Dabei ist es extrem wichtig, auf den Stimmbandnerv zu achten. Wir haben das bereits auf Seite 133 diskutiert und ich möchte noch mal

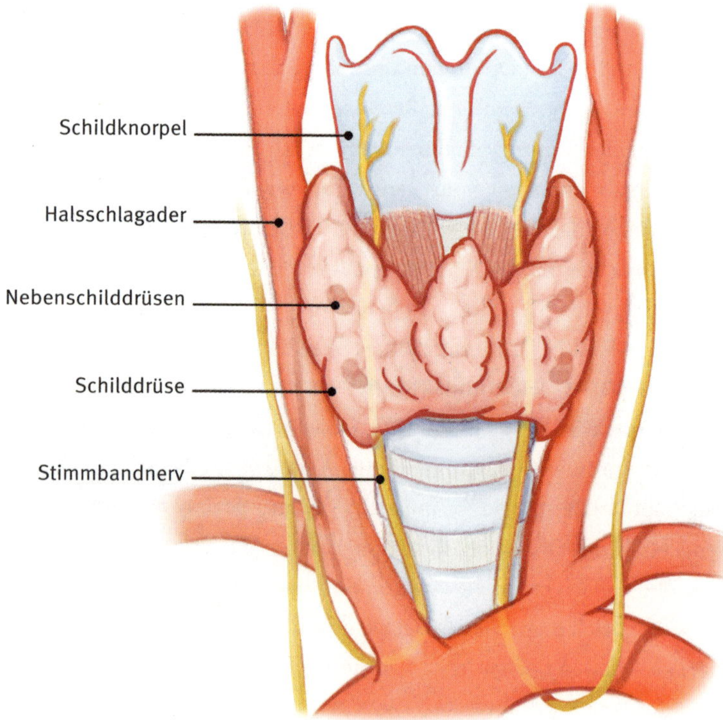

Der Stimmbandnerv tritt erst in den Brustkorb ein, um von dort wieder zu den Stimmbändern hochzuziehen – ein bisschen, als hätte die Natur vergessen, dass die auch noch zu versorgen sind.

darauf hinweisen: Eine der schwerwiegendsten Komplikationen einer Schilddrüsen-OP ist die Beschädigung eben jenes Nervs, der aus dem Hirn in Richtung Herz zieht, um dann wieder umzukehren und zur Schilddrüse zurückzulaufen.

Die Möglichkeit, den Nerv mittels des Neuromonitoring zu identifizieren und damit zu schonen, haben wir ebenfalls schon bei der Basedow-OP auf Seite 133 ff. kennengelernt. Es ist von enormer Bedeutung, auf diese filigrane Struktur so gut es geht zu achten. Denn ist sie einmal kaputt, kann man nichts mehr machen. Nerven zu heilen ist heutzutage noch nicht möglich. Dabei reicht schon eine einseitige Verletzung und der Patient bekommt große Probleme zu sprechen.

Meist wickelt der Operateur ein kleines Bändchen um den Nerv und versucht mit seinen Gerätschaften so weit wie möglich davon entfernt zu bleiben. Und dann wird der betroffene Schilddrüsenteil entfernt. Nicht immer sieht man den Knoten schon im Laufe der Operation. Erst der Pathologe kann im Nachgang sagen, ob es sich um einen gut- oder bösartigen Tumor handelt.

Übrigens: Jedes einzelne Schilddrüsenpräparat wird immer zum Pathologen geschickt. Manchmal findet man nämlich sogenannte Mikrokarzinome, also winzige Krebsgeschwüre, die gerade erst im Begriff sind zu entstehen und von denen sonst weder Arzt noch Patient jemals etwas erfahren hätten.

Im Nachgang müssen die Patienten dann selbstverständlich Schilddrüsenhormone einnehmen, da ja ein relevanter Teil der Drüse oder sogar das ganze Organ nicht mehr existiert. Außerdem muss nach der Operation gesteigerte Aufmerksamkeit auf ein Kribbeln der Haut, insbesondere an Armen und Beinen, gelegt werden. Es besteht nämlich die Gefahr der Verletzung der Nebenschilddrüsen, die, wie Sie bereits gelesen haben, für den Kalziumstoffwechsel verantwortlich sind. Eine Verletzung kann zu Symptomen des Kalziummangels führen, die umgehend behandelt werden müssen.

DIE RADIOJODTHERAPIE

Wer sich keiner Operation unterziehen möchte, für den kommt, wie auch bei der Basedow-Krankheit, unter bestimmten Voraussetzungen die Radiojodtherapie infrage.
Das Prinzip kennen Sie ja schon (siehe Seite 129): Es wird dem Patienten radioaktives Jod verabreicht, das sich in der Schilddrüse anreichert. Die Strahlung des Jods ist so stark, dass sie das umliegende Gewebe zerstören kann, aber sie wirkt auf so geringe Distanzen (höchstens zwei Millimeter), dass keine anderen Gewebe geschädigt werden. Und praktischerweise hat ein Schilddrüsenfollikel genau diese Größe. Das Schilddrüsengewebe wird also zielgenau zerstört und mit ihm alle unerwünschten autonomen Areale.

Und wie läuft das genau ab?

Der Patient muss mindestens für 48 Stunden in der Klinik bleiben. Am Anfang des Aufenthaltes wird das radioaktive Jod in Tablettenform zugeführt, damit so wenig wie möglich kontaminiert werden kann (was bei Flüssigkeiten deutlich leichter passieren könnte). Durch kontinuierliche Messungen der Radioaktivität in der Drüse kann der Strahlenmediziner die genaue Dosis bestimmen und so bei Bedarf eine weitere Tablette verschreiben. Je nach Größe des zu behandelnden Befundes verbleibt der Betroffene dann zwischen 48 Stunden und sieben Tagen im Krankenhaus. Die Station darf er in dieser Zeit nicht verlassen. Vor der Entlassung wird ein Reststrahlungstest durchgeführt, um dafür zu sorgen, dass die Umgebung des Patienten, also Angehörige, Freunde, Arbeitskollegen, keiner über dem Grenzwert liegenden Strahlendosis ausgesetzt wird.
Eine alles in allem ziemlich elegante Methode, seine Schilddrüsenprobleme loszuwerden, finden Sie nicht? Trotzdem gibt es ein paar wichti-

ge Einschränkungen: Schwangere dürfen auf keinen Fall einer Radiojodtherapie ausgesetzt werden. Die hätte fatale Folgen für den Fötus. Die Durchführung der Therapie verbietet sich hier auch, wenn ein bösartiger Tumor im Raum steht.

Nach der Maßnahme ist dann eine regelmäßige TSH-Kontrolle Pflicht, denn die meisten Patienten benötigen von nun an Schilddrüsenhormone, um die gestörte Gewebefunktion zu ersetzen. Auch bestimmte Verhaltensregeln, insbesondere für Schwangere, Kinder und bei Kontrollen an Flughäfen (daran denkt man oft nicht, aber auch dort gibt es Radioaktivitätsscanner), müssen beachtet werden.

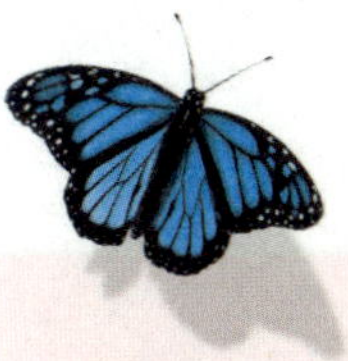

Extra

ZURÜCK ZU FRAU KAUTZMANN

Ich erklärte Frau Kautzmann ausführlich, dass ein Knoten nichts Beunruhigendes ist und dass viele Menschen diese Diagnose gestellt bekommen. Nichtsdestotrotz war die Patientin immer noch sehr schockiert, was – wie ich finde – eine verständliche Reaktion auf eine derartige Nachricht ist. Schließlich befürchten die meisten Menschen bei einem Knoten eine Krebserkrankung. Erst nach einiger weiterer Erklärung gelang es mir, ihr zu verstehen zu geben, dass sie nicht unter Krebs litt. Wir vereinbarten einen weiteren Ultraschalltermin nach drei Monaten, bei dem ich mir den Knoten erneut anschaute. So konnte ich eine klare Aussage über eventuelle Wachstumstendenzen treffen und Frau Kautzmann weiter beruhigen. Außerdem verschrieb ich der Patientin eine Kombination aus einem niedrig dosierten Schilddrüsenhormon und Jod, um den Knoten am Wachsen zu hindern.

Schilddrüsenkrebs

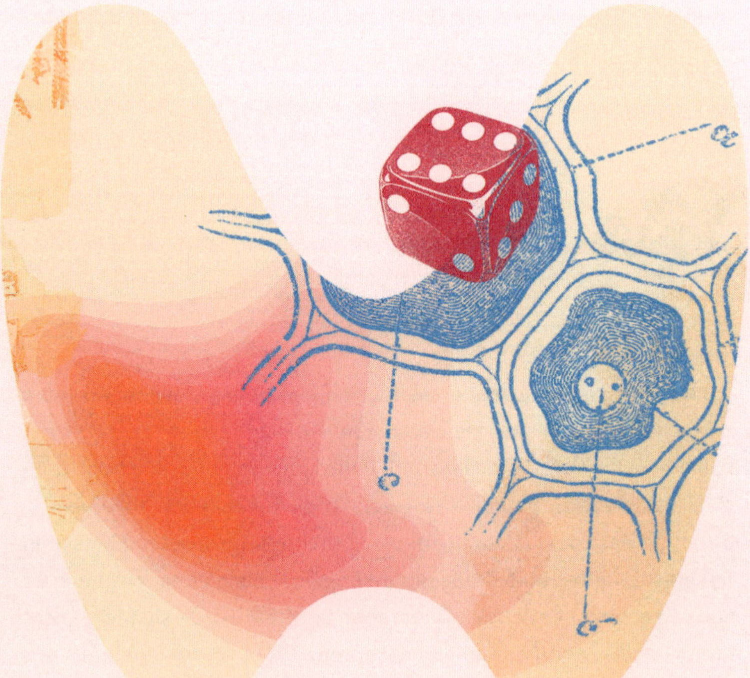

Oft ein Zufalls-befund

Bevor Sie sich jetzt sofort und umgehend einer genauen Untersuchung auf Schilddrüsenkrebs unterziehen, kann ich Sie ein bisschen beruhigen. Die meisten Krebserkrankungen der Schilddrüse sind Zufallsbefunde, das heißt, sie werden im Rahmen anderer Untersuchungen quasi nebenbei entdeckt. Ich hatte bereits von Mikrokarzinomen in kalten Knoten berichtet, und genau hier kommt das Thema nun wieder auf. Dank der immer besseren Möglichkeiten unserer Pathologen können die auch noch so winzige Krebsgeschwüre in Knoten identifizieren, was deren Anzahl rapide nach oben schnellen lässt. Und dann ist da noch die Sache mit der Lebenserwartung. Weil wir immer älter werden, bekommen auch immer mehr Menschen Schilddrüsenkrebs. Sie müssen einen Menschen nur alt genug werden lassen – irgendwann entartet irgendwo eine Zelle und Krebs entsteht. Ob nun im Darm, in der Schilddrüse oder in der Prostata, ist fast egal. Manchmal passiert das auch in allen Organen zusammen. Bei Autopsien hat man sowohl in der männlichen Prostata als auch in der Schilddrüse bei einer Vielzahl von Patienten Krebsgeschwüre festgestellt, die den lebenden Menschen nie gestört haben. Es scheint fast so, als folgten bösartige Tumoren bei älteren Menschen einer ganz eigenen, verlangsamten Dynamik. Hinzu kommt, dass die meisten Schilddrüsenkrebsarten gut behandelbar und damit nicht hochgefährlich sind. Ein befreundeter Endokrinologe (Drüsenarzt) sagte einmal zu mir: »Dürfte ich mir eine Krebsart aussuchen, ich würde Schilddrüsenkrebs nehmen.« Dann fügte er hinzu: »Nur nicht das medulläre Schilddrüsenkarzinom!« Und damit sind wir direkt drin im Thema!

KREBS IST NICHT GLEICH KREBS

Die Sensibilität in Bezug auf Schilddrüsenerkrankungen nimmt seit Jahren immer weiter zu. Und das ist gut so, denn auf diese Weise kann Patienten geholfen werden, die mit ihren Problemen noch vor ein paar Jahrzehnten allein dagestanden hätten. Und noch etwas ist toll: Die allermeisten Krankheiten des so unglaublich faszinierenden Schmetterlings im Hals sind gutartig.

Leider aber nicht alle!

Der Schilddrüsenkrebs gehört zwar nicht zu den häufigen bösartigen Erkrankungen in der westlichen Welt, kann aber durchaus gefährlich für diejenigen werden, die daran erkranken. Wieso sollten wir sonst so viel Wert auf die Beobachtung kalter Knoten legen?

Was sagen nun die Zahlen?

Zwei Prozent der Krebserkrankungen bei der Frau und 0,5 Prozent beim Mann haben ihren Ursprung in der Schilddrüse. Und die Zahlen steigen! Rapide!

Das hat natürlich zum einen mit der gestiegenen Sensibilität in Bezug auf die Drüse zu tun, zum anderen vermutlich auch mit einer größeren Strahlung, der wir leider alle durch bestimmte Unfälle ausgesetzt sind. Trotzdem gibt es zwischen den verschiedenen Arten von Schilddrüsenkrebs große Unterschiede.

Die verschiedenen Subtypen

Nicht jeder Krebs verhält sich gleich bösartig. Je nachdem, wie sehr sich der neu entstandene Tumor und die normalen Schilddrüsenzellen ähneln, spricht man von differenzierten (ähneln sich sehr) und undifferenzierten (ähneln sich so gut wie gar nicht) Karzinomen.

Info

KURZE ERINNERUNG: WAS IST KREBS EIGENTLICH?

Als Krebs bezeichnen Mediziner die unkontrollierte Wucherung von bestimmten Zellen. Täglich erneuern sich Milliarden der Billionen Zellen, aus denen unser Körper besteht. Und all das geschieht gesteuert und kontrolliert – eine Meisterleistung der Natur. Manchmal kommt es aber vor, dass sich nur eine einzige Zelle dieser Kontrolle entzieht. Im Normalfall erkennt das Immunsystem diese entarteten Burschen und macht mit ihnen kurzen Prozess. Gelingt es allerdings einer dieser genetisch veränderten Zellen, sich zu teilen und immer wieder zu teilen, dann entsteht ein Tumor. Der kann bös- oder gutartig sein. Bösartige Tumorzellen teilen sich völlig ungebremst und können in andere Gewebe eindringen, diese zerstören und Metastasen bilden.

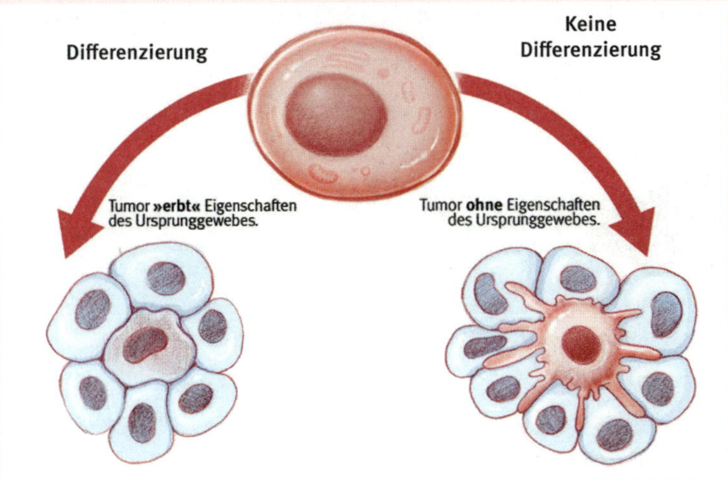

Je nachdem, ob eine Tumorzelle dem Ursprungsgewebe gleicht oder nicht, spricht man von differenzierten oder aber nicht differenzierten Geschwüren. Letztere sind deutlich aggressiver und gehen meist mit einer schlechteren Prognose einher.

Je differenzierter ein Tumor ist, desto besser ist in der Regel die Überlebenschance des Patienten. Das trifft bei kaum einem anderen Organ so stark zu wie bei der Schilddrüse. Im Frühstadium, wenn sich noch keine Metastasen gebildet haben, die Halslymphknoten frei von Tumorzellen sind und der Patient gut therapiert wird, ist die Prognose exzellent und die Lebenserwartung entspricht der eines Gesunden. Welche Art Krebs vorliegt, kann man vor einer Operation unmöglich sicher sagen. Erst der Pathologe, der die Zellen unter dem Mikroskop untersucht, gibt Auskunft über die Natur der Wucherung.
Dabei spielen viele Faktoren eine Rolle für die Prognose. So wird zwischen verschiedenen biologischen Verhaltensweisen des Tumors unterschieden, die beschreiben, ob der Krebs eher zurückhaltend oder aber stark aggressiv wächst. Erkennen kann man das an der Teilungsrate der Zellen im Tumor. Außerdem schaut der Pathologe sehr genau, ob der Krebs in bestimmte Gewebeschichten eingedrungen ist und so die Wahrscheinlichkeit wächst, dass sich doch schon Metastasen gebildet haben könnten.

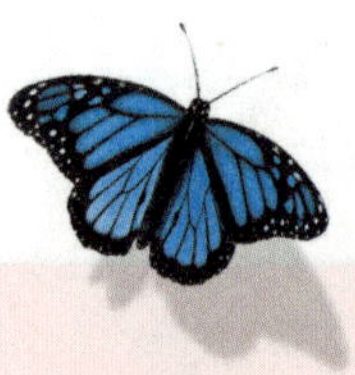

Info

HISTOLOGISCHE SUBTYPEN VON SCHILDDRÜSENKARZINOMEN

- Differenzierte Karzinome:
  - Follikuläres Schilddrüsenkarzinom
  - Papilläres Schilddrüsenkarzinom
- Undifferenziertes anaplastisches Schilddrüsenkarzinom
- Medulläres Schilddrüsenkarzinom

DIE ERBEN VON TSCHERNOBYL

Was verursacht nun den Krebs der Schilddrüse?
Leider ist die Entstehung des Schilddrüsenkarzinoms einer sogenannten multifaktoriellen Entwicklung unterworfen. Das heißt auf Deutsch, dass wir den genauen Übeltäter nicht kennen, weil vermutlich viele Faktoren zusammenspielen. Der Grund für dieses vermeintliche Unwissen ist relativ simpel: Man kann kaum Studien durchführen. Wie will man es denn bewerkstelligen, eine seriöse Aussage darüber zu treffen, ob die Tatsche, dass man einem bestimmten Stoff oder einer bestimmten Strahlung ausgesetzt war, genau zu dieser oder jener Erkrankung geführt hat? Dies gilt insbesondere, wenn das Ereignis Jahre oder Jahrzehnte in der Vergangenheit liegt. Und natürlich kommt hinzu, dass man für die seriöse Beurteilung einer wissenschaftlichen Arbeit eine Kontrollgruppe braucht, die dem unter Verdacht stehenden Auslöser nicht ausgesetzt war. Aus ethischen Gründen verbietet sich ein entsprechender Versuchsaufbau natürlich komplett. Deshalb müssen die Wissenschaftler Lehren aus Ereignissen ziehen, die sie ohnehin nicht beeinflussen können – wie dem Reaktorunglück von Tschernobyl. Als den Menschen dort im Jahre 1986 ein Teil des Kraftwerks um die Ohren flog, wurden Zehntausende einer massiven Strahlung ausgesetzt. Auch die Überlebenden der Atombombenangriffe des Zweiten Weltkrieges können uns einiges über die Entstehung von Schilddrüsenkrebs lehren. Und die Liste wächst. Mittlerweile ist noch Fukushima dazugekommen. Hoffen wir, dass dieser Atomunfall der letzte in der Geschichte war …
Zur Wahrheit gehört aber eben auch, dass solche Zusammenhänge leider nur vermutet werden können. Bei radioaktiven Katastrophen wie der von Tschernobyl kommt es zur Freisetzung von strahlenden Atomen, sogenannten Isotopen, die eine hohe Affinität zur Schilddrüse haben und dort letztendlich zu schweren Störungen im Zellteilungszy-

klus führen können. Allerdings haben natürlich auch nicht alle Menschen, die diesen Isotopen ausgesetzt waren, ein Schilddrüsenkarzinom bekommen. Denken Sie nur einmal an die radioaktive Wolke, die 1986 bis nach Bayern gezogen ist und die dafür verantwortlich ist, dass wir noch heute aufpassen müssen, nicht zu viele im Wald gesammelte Pilze zu uns zu nehmen. Nicht jeder Bayer hat Schilddrüsenkrebs – die Häufigkeit der Erkrankung ist nicht einmal erhöht, verglichen mit den anderen Bundesländern. Welche Rolle ionisierende Strahlung also genau spielt und warum sie nur bei manchen Menschen so großen Schaden anrichtet, während andere relativ unbeschadet (natürlich in Abhängigkeit von der Dosis) bleiben, ist bisher ein großes Rätsel.
Die Relevanz der ionisierenden Strahlung ist also umstritten. Während Wissenschaftler zwar einen Zusammenhang mit Schilddrüsenkarzinomen sehen, diesen aber nicht beweisen können, sind sich Aktivisten sicher: Er existiert.
Die Wahrheit liegt vermutlich irgendwo dazwischen.

Ionisierende Strahlung als Risikofaktor für Schilddrüsenkrebs

Sicher ist jedenfalls, dass das Vorkommen von Schilddrüsenkarzinomen, insbesondere vom papillären Typ, in den betroffenen Regionen deutlich gestiegen ist, was relativ deutlich zeigt, dass die ionisierende Strahlung zumindest ein starker Risikofaktor für die Entwicklung dieser Krebsform sein kann. Aber nicht alle Menschen, die den gefährlichen Umwelteinflüssen ausgesetzt waren, haben letzten Endes auch Krebs bekommen. Deshalb ist es nur logisch, dass noch andere Voraussetzungen erfüllt sein müssen, die weitgehend unbekannt sind. Vermutet wird aber auch ein genetisches Risiko, was daraus abzuleiten ist, dass Schilddrüsenkarzinome eine deutliche familiäre Häufung aufweisen – insbesondere die vom medullären Typ.

Sonderfälle: medulläres und anaplastisches Schilddrüsenkarzinom

Medulläre Schilddrüsenkarzinome haben – im Gegensatz zu den differenzierten Tumoren – eine relativ schlechte Prognose und treten meist im Rahmen des MEN-Syndroms (siehe Infobox, Seite 184) auf. Haben die Betroffenen Kenntnis von dieser familiären Bürde, dann macht es Sinn, die komplette Entfernung der Schilddrüse bereits vor Ausbruch der Krankheit mit dem behandelnden Arzt zu diskutieren.
Glücklicherweise sind diese Tumorarten, genauso wie das anaplastische Karzinom, das sich im Grunde überhaupt nicht differenziert, also kaum Ähnlichkeiten mit normalen Schilddrüsenzellen aufweist, sehr selten. Während das medulläre Karzinom noch einer Behandlung zugänglich ist, liegt die mittlere Überlebensrate beim anaplastischen Karzinom bei ungefähr einem halben Jahr.

Info

SUPER-GAU: VORSORGE IST BESSER ALS NACHSORGE

Besonders in der Gegend rund um Aachen ist die Bevölkerung wegen der Nähe zum Kernkraftwerk Tihange angehalten, Jodtabletten zu bevorraten. Das liegt daran, dass bei einem Atomunfall massenweise radioaktives Jod frei wird und sich in der Schilddrüse anlagert. Was bei der Radiojodtherapie gewollt ist und genutzt wird, kann beim Atomunfall fatal enden. Aus diesem Grund wird empfohlen, die Schilddrüse mit »gutem« Jod zu sättigen, sodass das radioaktive nicht aufgenommen und damit wieder aus dem Körper ausgeschieden wird.

Der prognostische Unterschied zwischen gut differenzierten (papillären und follikulären) und wenig differenzierten (anaplastischen und medullären) Karzinomen ist groß, sodass es doch erleichternd ist zu wissen, dass eben Letztere nur sehr selten vorkommen (insgesamt ungefähr zehn Prozent aller bösartigen Schilddrüsentumoren). Obgleich also einige Risikofaktoren bekannt sind, bleiben viele Ursachen im Dunkeln. Ich persönlich nehme an, dass es manchmal einfach Pech ist. Eine bösartige Zelle wird vom Immunsystem übersehen und schon ist der Krebs da – wo genau das passiert, ist vermutlich Zufall. Und dann ist da natürlich noch das genetische Roulette. Ob uns die Natur mit einem hohen oder niedrigen Krebsrisiko ausgestattet hat, das können wir nicht beeinflussen. Wir selbst können nur versuchen, durch Vermeidung von uns bekannten Risikofaktoren so viel wie möglich dafür zu tun, dass so wenig Zellen wie möglich mutieren.

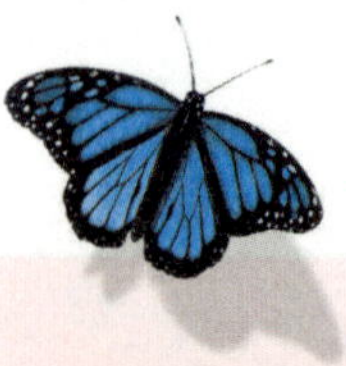

Info

DAS MEN-SYNDROM

Das MEN-Syndrom (Multiple Endokrine Neoplasien) ist eine genetische Tumorerkrankung. Betroffene entwickeln im Laufe ihres Lebens bösartige Tumoren der endokrinen Drüsen, also der Schilddrüse, der Bauchspeicheldrüse, der Nebenschilddrüsen und der Nebennieren. Auch der Hypothalamus, also die Hirnanhangsdrüse, ist manchmal betroffen. Es existieren unterschiedliche Formen des Syndroms. Allen gemein ist, dass die Betroffenen (durch einen Gentest beweisbar) sehr regelmäßig untersucht werden müssen. Schon im Jugendalter werden die Schilddrüse sowie die Nebenschilddrüsen entfernt.

UNBEMERKT GEWACHSEN

Die Beschwerden von Patienten mit Schilddrüsenkrebs sind in vielen Fällen gering bis überhaupt nicht vorhanden. Genau das ist das Problem an der ganzen Sache und genau deshalb prüfen wir Ärzte die kalten Knoten (Sie erinnern sich? Wenn nicht, dann blättern Sie zurück auf Seite 164) so akribisch. Denn obwohl es wirklich selten vorkommt, dass einer bösartig ist, so muss dieser eine doch unbedingt gefunden werden. Die klassischen Symptome einer Krebserkrankung, also Abgeschlagenheit, Mattigkeit, Nachtschweiß und Gewichtsverlust, fehlen bei Schilddrüsenkrebs meist, sodass dem wachsamen Auge des Arztes und der sorgsamen Mitarbeit des Patienten eine besondere Bedeutung zukommen.

Interessant ist auch, dass Autopsien an hochbetagten Patienten oft multiple, winzige Krebsgeschwülste gezeigt haben, die offenkundig keine großartige Bedeutung für den Patienten hatten. Das gilt im Übrigen nicht nur für die Schilddrüse, sondern auch für andere Organe, wie beispielsweise die Prostata. Allerdings sollte man sich hüten, aus dieser Erkenntnis Schlussfolgerungen für die Praxis zu ziehen. Oft werde ich von älteren Patienten gefragt, ob man denn im Falle einer Krebsdiagnose oder eines Krebsverdachts überhaupt etwas tun müsse, würden doch bösartige Tumoren bei älteren Menschen viel langsamer wachsen. Diese Konsequenz sollte man aus der in Autopsien gewonnenen Erkenntnis keinesfalls ziehen. Insbesondere, da die Heilungschancen eines Schilddrüsenkarzinom-Patienten in der Regel ausgezeichnet sind und man sich diese Chance nicht entgehen lassen sollte.

Erste Anzeichen

Die medizinische Fachliteratur gibt die Anzahl derjenigen Patienten, die den Krebs selbst bemerken, mit 25 Prozent an. Also haben drei von vier Patienten keine Ahnung, was da in ihrem Hals rumort. Und das ist natürlich ziemlich unbefriedigend, sodass – man kann es gar nicht deutlich genug betonen – eine gute Ultraschallvorsorge gerade bei Hashimoto-Patienten oder Menschen mit Schilddrüsenknoten von allergrößter Bedeutung ist.

Mögliche Beschwerden

Beschwerden (die also einer von vier Patienten feststellt) sind:

- Harte Knoten am Hals, sofern der Tumor an der Außenseite der Schilddrüse liegt. Richtig schwerwiegende Probleme machen die bösen Burschen dann erst im Spätstadium, wenn beispielsweise Lymphknotenmetastasen am Hals zu finden sind, die dann als derbe Hubbel im Bereich der Schlagader auffallen.

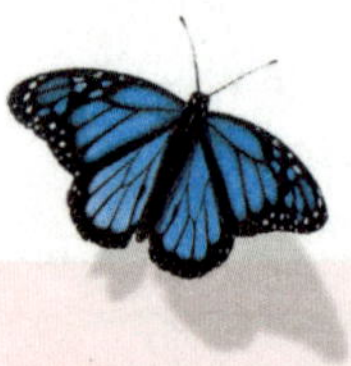

Info

HORNER-SYNDROM

Beim Horner-Syndrom handelt es sich um eine ganz spezielle Konstellation aus einem hängenden Augenlid, einer engen Pupille und einem eingesunkenen Auge. Das Ganze tritt einseitig auf und sieht ein bisschen so aus, als sei der Betroffene furchtbar müde und übernächtigt – aber eben nur auf einer Seite. Verschiedene Erkrankungen können das Horner-Syndrom verursachen, darunter auch der Schilddrüsenkrebs. Grund ist die Infiltration der bösartigen Zellen in spezielle Nervenregionen, die für die Steuerung der Gesichts- und zum Teil auch Augenmuskulatur zuständig sind. Bemerkt man ein Horner-Syndrom, so müssen umgehend weitere diagnostische Schritte eingeleitet werden.

- Heiserkeit. Die Tumoren können den Stimmbandnerv schädigen, sodass Heiserkeit als Symptom des fortgeschrittenen Tumorleidens vorkommen kann.
- Luftnot. Dazu kommt es, wenn der Tumor in die umliegenden Gewebe eindringt.
- Ein pfeifendes Geräusch beim Einatmen ist zu hören.
- Schmerzen im Bereich der Schilddrüse machen dem Betroffenen schließlich Probleme.

Oft ist die Diagnose aber eine zufällige. Weil in Deutschland relativ viele Schilddrüsenoperationen durchgeführt werden, finden die Pathologen auch ziemlich oft ein sogenanntes Mikrokarzinom, also ein winziges, entartetes Areal im Knoten. Für den Betroffenen bleibt die Diagnose meist ohne Konsequenzen, weil die frühe Entfernung als komplette Heilung zu verstehen ist.

Metastasen verschlechtern die Prognose

Die Überlebenswahrscheinlichkeit eines Patienten mit Schilddrüsenkarzinom hängt ganz maßgeblich von der Frage ab, ob Metastasen gefunden werden. Die haben generell die Fähigkeit, sich entweder in Lymphknoten oder in anderen Organen abzusetzen. Man spricht von Lymphknotenmetastasen und Fernmetastasen. Beide sind mit einer deutlich schlechteren Prognose für den Patienten vergesellschaftet, wobei die Aussichten bei Fernmetastasen noch etwas schlechter sind als in den Fällen, wo der Tumor im Lymphknoten zu finden ist.

Jede Krebsart ist durch spezielle Organe charakterisiert, in denen sich besonders häufig Metastasen bilden. Beim Schilddrüsenkrebs sind das Lunge und Knochen. Im Falle der Lymphknoten werden (wenn überhaupt) die sogenannten »lokalen Stationen« befallen, also diejenigen Lymphknoten, die am nächsten mit dem Tumor verbunden sind.

KOMPROMISSLOSE ENTFERNUNG

Wo beim kalten Knoten noch abgewartet, diskutiert und Optionen abgewogen werden können und sollten, muss beim Verdacht auf eine bösartige Wucherung sofort gehandelt werden. Der Tumor muss raus. Problematisch ist natürlich, dass man vor der Operation oft noch gar nicht weiß, ob es sich nun um einen kalten Knoten ohne malignes (also bösartiges) Potenzial handelt oder ob tatsächlich schon ein Schilddrüsenkarzinom vorliegt. Insofern kann es sein, dass einer normalen Knotenentfernung eine radikale Tumoroperation folgen muss, so denn der Pathologe in der feingeweblichen Aufarbeitung des Operationspräparates doch etwas Bösartiges gefunden hat. Alles in allem müssen beim Schilddrüsenkarzinom immer alle Therapieoptionen in Erwägung gezogen werden, was einer Kombination aus Chirurgie, Nuklearmedizin und Strahlentherapie entspricht.
Der jeweils individuelle Behandlungsansatz wird auch beim Schilddrüsenkrebs immer im Rahmen des Tumorboards herausgearbeitet, indem Experten aus Chirurgie, Innerer Medizin, Nuklearmedizin und anderen Fächern über eine ganz individuelle Tumortherapie beraten. Prinzipiell unterschieden wird zwischen dem kurativen und dem palliativen Therapieansatz. Ersterer stellt die komplette Heilung der Erkrankung in den Vordergrund. Um die zu erreichen, muss der Tumor zwingend operiert werden.

Wenn Heilung nicht mehr möglich ist

Im Gegensatz dazu steht der palliative Ansatz, bei dem die Ärzte versuchen, das Leben des Erkrankten zu verlängern, gleichzeitig die Lebensqualität so hoch wie möglich zu halten – alles unter der Maßgabe, dass eine Heilung nicht mehr möglich ist. Glücklicherweise ist einem Großteil der Schilddrüsenkarzinome sehr gut beizukommen, sodass ein kurativer Ansatz durchaus gelingen kann. Nur in ganz seltenen Fällen, wenn der Krebs Metastasen gebildet hat, die nicht mehr entfernt werden können, oder wenn Strukturen am Hals derart zerstört sind, dass es nicht möglich ist, den Tumor komplett herauszunehmen (fast ausschließlich beim anaplastischen Karzinom der Fall), muss eine palliative Therapie als letzte Option in Erwägung gezogen werden. Prinzipiell gibt es bei der Therapie des Schilddrüsenkrebses drei Grundpfeiler, die es so gut wie möglich zu kombinieren gilt:

- die Chirurgie,
- die Radiojodtherapie und
- die Hormontherapie.

Info

DAS TUMORBOARD

Wichtige Entscheidungen in der Krebsmedizin werden heutzutage nicht mehr von einem Arzt allein getroffen, denn sie sind zu komplex. Für fachübergreifende, individuelle Therapieempfehlungen gibt es Tumorboards. In regelmäßigen Abständen treffen sich hier Ärzte aller Fachrichtungen, die das entsprechende Krankheitsbild behandeln, und diskutieren über optimale Lösungen. Denn keiner kann alles wissen. So wird der Chirurg seine Expertise in Sachen Operationsmöglichkeiten einbringen, während der Strahlenmediziner mögliche Vor- oder Nachbehandlungen zur Diskussion stellt. Das Ganze hat einen enormen Stellenwert in der heutigen Krebsmedizin eingenommen. Seriöse Therapieempfehlungen müssen heute eigentlich durch ein Tumorboard gegangen sein, sodass sichergestellt werden kann, dass der Patient auch optimal behandelt wird.

Die Chirurgie

Erstes Ziel bei Schilddrüsenkarzinomen ist die komplette Entfernung des gesamten Organs – und das radikal, inklusive der chirurgischen Resektion von Halslymphknoten, die als erste Stationen für Metastasen infrage kommen. Die Frage, ob ein Mikrokarzinom, das als Zufallsbefund in einem kalten Knoten gefunden wird, als Grund für eine zweite, sogenannte Nachoperation genügt, ist schwierig zu beantworten und hängt von Größe, Lokalisation und Biologie des Tumors ab. Generell werden bei großen Tumoroperationen das gesamte Organ sowie so viele Halslymphknoten wie möglich entfernt, die dann untersucht werden, um beurteilen zu können, ob es sich um einen lokalen oder einen fortgeschrittenen Befund handelt.

Die beiden Bilder rechts zeigen ein follikuläres Schilddrüsenkarzinom. Oben sehen Sie den Ultraschallbefund, der in diesem Fall mittels Magnetresonanztomografie (MRT) weiter abgeklärt wurde (Bild unten). Im oberen Ultraschallbild sieht man die diffuse Struktur des Tumors gut, der sich nicht an anatomische Grenzen hält und einfach in jede Richtung wächst. Eine Krebsdiagnose kann man aber hier trotzdem noch nicht stellen. Das MRT (unteres Bild) hilft dem Operateur zu sehen, welche angrenzenden Strukturen eventuell bereits infiltriert sind. Diese Information ist für die Planung der Operation von essenzieller Bedeutung, weil man nur so das wichtigste Ziel, nämlich die komplette Entfernung des Tumors als Block, erreichen kann.

Im Normalfall folgt dann eine Biopsie des Knotens, in der sich allerdings nicht immer sofort die wahre Natur des Tumors offenbart. Oft beschreiben die Pathologen eine sogenannte follikuläre Neoplasie. Das bedeutet, dass eine OP unumgänglich ist, der sichere Nachweis der Bösartigkeit aber erst im OP-Präparat erfolgen kann. Sie können sich sicher vorstellen, welch unbefriedigende Situation ein solcher Befund für einen Patienten darstellt.

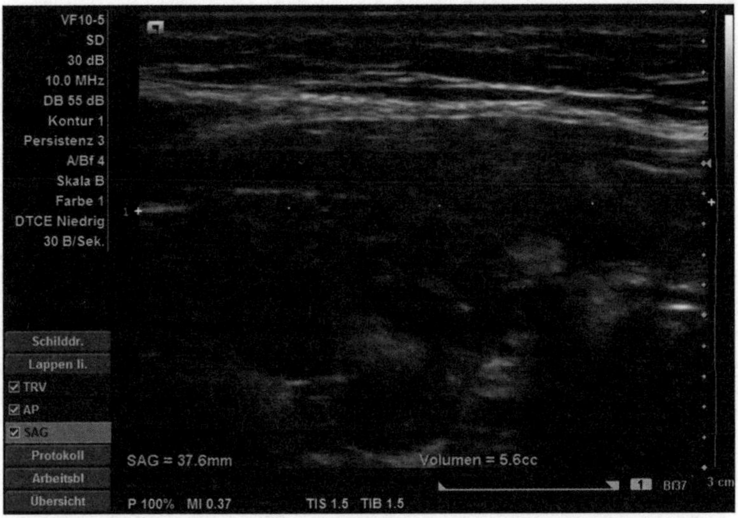

Schilddrüsenkarzinom im Ultraschall. Man sieht deutlich das diffuse, unregelmäßige Gewebe. Für eine Diagnose reicht der Ultraschall aber nicht aus.

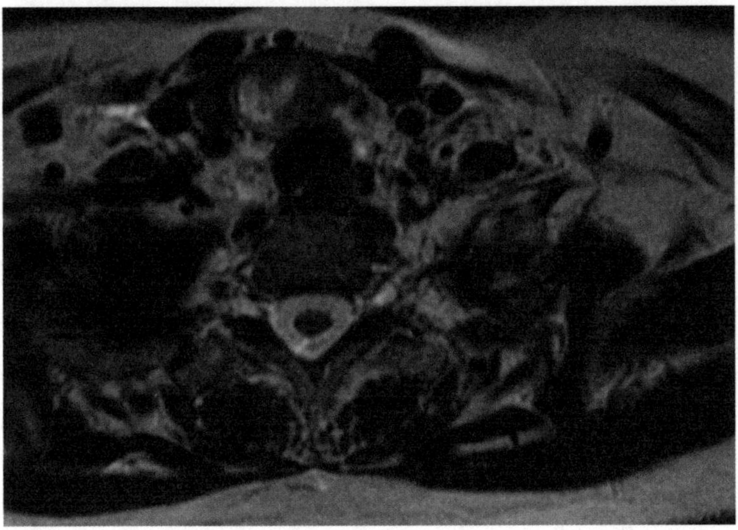

Dasselbe Schilddrüsenkarzinom in der später angefertigten MRT-Untersuchung. Die Patientin ist heute tumorfrei und gesund.

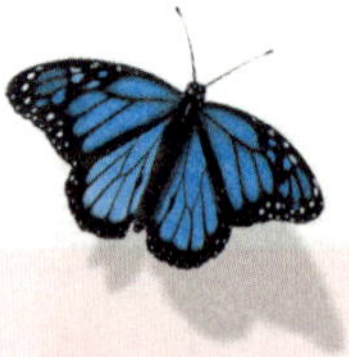

Extra

QUÄLENDE WARTEZEIT

Vor einiger Zeit musste sich eine meiner Patientinnen operieren lassen. Die Diagnose lautete: Schilddrüsenkrebs. Der Krebs war in der Familie bereits mehrfach aufgetaucht, und so verwunderte es nicht, dass auch bei der 40-jährigen Frau ein verdächtiger kalter Knoten entdeckt worden war. Wegen der entsprechenden Familienvorgeschichte und dem Verdacht auf einen bösartigen Tumor wurde der Knoten entfernt. Weil sich herausstellte, dass der Befund, wie erwartet, ein Krebsgeschwür war, wurden die gesamten Lymphknoten der Halsregion herausgeholt und die Schilddrüse komplett beseitigt.

Und dann begann die Warterei. Die feingewebliche Untersuchung beim Pathologen dauert nämlich eine ganze Weile und in dieser Zeit wurde meine Patientin im Unklaren gelassen. Handelte es sich um einen Lokalbefund, dessen Entfernung zwar die ohnehin bereits durchgeführte Radikaloperation zur Folge hatte, der aber mit einer relativ normalen Lebenserwartung einherging, oder waren Lymphknoten befallen? In diesem Fall wäre die Prognose für die junge Frau deutlich schlechter.

Als nach zehn Tagen Wartezeit dann endlich die erlösende Information kam, nämlich die, dass keiner der entnommenen Lymphknoten vom Krebs befallen war, fiel meiner Patientin ein Stein vom Herzen.

Zwar gehören bis heute regelmäßige Nachuntersuchungen, bestehend aus Blutabnahmen und Ultraschall, für sie zum Pflichtprogramm, um beim kleinsten Hinweis auf ein erneutes Krebswachstum sofort handeln zu können. Außerdem muss die junge Frau Schilddrüsenhormone in relativ hohen Dosen einnehmen. Trotzdem ist der Therapieansatz ein kurativer, was bedeutet, dass gute Chancen auf Heilung bestehen. Bis zum heutigen Tag ist meine Patientin tumorfrei. Und ich gehe davon aus, dass es auch so bleibt.

Die Radiojodtherapie

Ein paar Wochen nach der OP kann unter bestimmten Voraussetzungen ein Ganzkörperscan durchgeführt werden, der ganz ähnlich funktioniert wie eine Szintigrafie. Weil Jod (oder Technetium, das sich wie Jod verhält) im Körper ausschließlich von Schilddrüsengewebe gespeichert wird (und Schilddrüsenkrebsgewebe, wobei die weniger differenzierten Karzinome auch das nicht können), können auf diese Weise nach der OP Schilddrüsenreste und Metastasen entdeckt werden.
Durch die Verabreichung von radioaktivem Jod, ganz so, wie bei der Radiojodtherapie der Schilddrüsenüberfunktion, werden diese Gewebe dann zerstört.
Weil die Strahlendosis bei dieser Methode ungefähr um den Faktor zehn höher ist, kommt es in einem von hundert Fällen nach Jahren zur Entwicklung einer Leukämie. Das ist zwar ein beträchtliches Risiko, aber hier gilt es abzuwägen – das Risiko, am Schilddrüsenkrebs zu sterben, ist schlicht größer.

Die Hormontherapie

Absolutes Ziel nach einer durchgemachten Krebserkrankung ist es, das Risiko eines Rückfalls so effektiv wie möglich zu verringern. Das funktioniert im Falle des differenzierten Schilddrüsenkarzinoms ganz gut, indem man sich eine der Grundeigenschaften von Schilddrüsengewebe zunutze macht, nämlich dessen Abhängigkeit vom TSH, dem Hormon, das für die Steuerung der Schilddrüse verantwortlich ist.
Indem man sehr hohe Dosen L-Thyroxin, also Schilddrüsenhormon, verabreicht, gaukelt man dem Körper (in diesem Fall dem Hypothalamus) vor, es liege eine wahnwitzige Schilddrüsenüberfunktion vor. Das läuft im Grunde genommen ähnlich ab wie beim Morbus Basedow, nur dass in diesem Fall der Arzt selbst Immunzelle spielt und

Schilddrüsenmedikamente verabreicht. Und was passiert als Folge? Klar – die TRH- und die TSH-Produktion werden massiv gedrosselt. Und da Schilddrüsengewebe, auch der Krebs, insbesondere der gut differenzierte, beide auf TSH als Wachstumsstimulator angewiesen sind, erzielt man auf diese Weise eine Wachstumshemmung von eventuell noch vorhandenem Tumorgewebe. Dafür wird versucht, den TSH-Spiegel so niedrig zu halten, wie es der Patient aus klinischer Sicht gerade noch erträgt, ohne in eine merkliche Schilddrüsenüberfunktion zu rutschen.

Neuere Studien zeigen allerdings, dass die Methode wohl doch nicht ganz so effektiv ist, wie man bisher dachte, weshalb dieser Therapieansatz langsam verlassen und ein niedriger, aber nicht mehr komplett unterdrückter TSH-Wert angestrebt wird.

Chemo und Bestrahlung – wenn sonst nichts hilft

Bei undifferenzierten Karzinomen lässt sich durch die Radiojodtherapie nichts erreichen, weil die Biester kein Jod speichern. Hier kann, nach Empfehlung des Tumorboards, also jenes Gremiums, das in interdisziplinärer Zusammenarbeit individuelle Therapieempfehlungen für jeden einzelnen Krebspatienten entwirft, eine Bestrahlung versucht werden. Trotzdem sollte der Tumor unbedingt so gut wie möglich entfernt werden, der Chirurg buchstäblich jede Tumorzelle erwischen.

Der Chemotherapie kommt in der Behandlung des Schilddrüsenkarzinoms lediglich eine palliative Bedeutung zu, weil die Erfolge dieser Maßnahme sich in Grenzen halten. Palliativ heißt, dass das Ziel der Therapie nicht länger die Heilung der Krankheit, sondern vielmehr die Verlängerung der lebenswerten Restlebenszeit ist. Das klingt hart, kann aber bei einem Patienten, dem die moderne Medizin nicht mehr helfen kann, einen großen Unterschied machen.

SCHILDDRÜSE RAUS, TUMOR WEG – UND DANN?

Wie bei allen Tumorarten gilt es auch im Falle des Schilddrüsenkrebses unbedingt eine ordentliche Nachsorge zu durchlaufen, um eventuelle Rückfälle oder Metastasen frühzeitig zu erkennen und effektiv zu behandeln.

In der Regel sollten Schilddrüsenkrebspatienten oder solche, die es mal waren, alle sechs Monate zur Nachsorge gehen. In bestimmten Nachsorgekalendern werden die Arzttermine dokumentiert, sodass jederzeit ersichtlich ist, welche Untersuchungen wann vorgenommen wurden und zu welchem Ergebnis man gelangt ist.

Neben einem Arzt-Patienten-Gespräch sollte immer auch eine Tastuntersuchung des Halses stattfinden. Außerdem sollte im Labor neben dem TSH-Wert ganz gezielt nach Tumormarkern gesucht werden. Dabei handelt es sich um Proteine, die genutzt werden können, um ein Wiederaufflammen des Krebses festzustellen. Bei der Schilddrüse müssen die Ärzte hier ganz besonders auf das Thyreoglobulin (Tg) achten. Dieses Protein wird vom ganz normalen Schilddrüsengewebe produziert, sodass dessen Bestimmung beim Nicht-Krebspatienten keine weitere Bedeutung zukommt. Ist die Schilddrüse jedoch radikal entfernt worden, so sprechen erhöhte Tg-Spiegel für einen Rückfall oder die Bildung von Tumormetastasen.

Im Falle des medullären Schilddrüsenkarzinoms, das von den C-Zellen der Schilddrüse ausgeht, kann deren Hormon Calcitonin im Blut bestimmt werden. Hohe Spiegel sprechen auch hier dafür, dass noch aktive Tumorzellen vorhanden sind.

Zur Beurteilung von Metastasen in Lunge oder Knochen werden spezielle radiologische Untersuchungen durchgeführt. Neben der klassischen Röntgenuntersuchung der Lunge kann eine spezielle Szintigrafie Absiedelungen in den Knochen sichtbar machen.

Schilddrüsen-Halb-wahrheiten

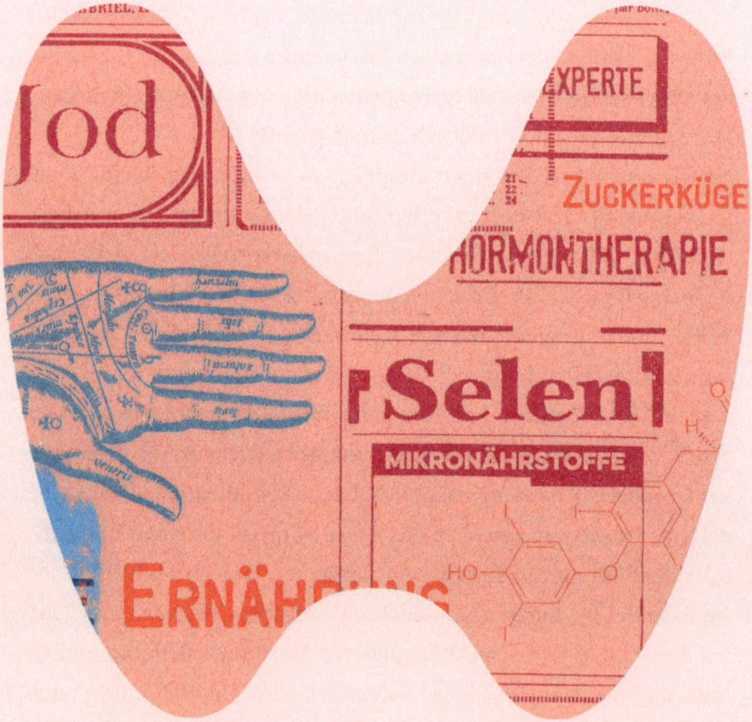

Mythen der Medizin

Immer wieder kommen Patienten zu mir in die Sprechstunde, die Empfehlungen und Tipps im Umgang mit ihrer Schilddrüsenerkrankung mitbringen. Meist stammen diese von selbst ernannten Experten, die im Internet Ratschläge erteilen. Da möchte man dem Hashimoto mit veganer Ernährung zuleibe rücken oder der Überfunktion mit Kräutercocktails. Auch Zuckerkügelchen und Nadeln im Ohr sind immer wieder Teil der Pseudobehandlung einer durchaus realen Erkrankung. Neuerdings sind sogenannte Mikronährstoffe in den Fokus der medizinischen Verschwörungstheoretiker gerückt, deren Nutzen ebenso wenig bewiesen ist wie der all der anderen Feel-Good-Medikamente. Insbesondere Selen scheint wahre Wunder zu bewirken. Leider lassen die sich weder medizinisch begründen noch nachweisen.

Das Beispiel Selen zeigt deutlich, wie wenig wissenschaftlich die Diskussion zum Teil ist, wird doch damit argumentiert, dass Selen ein für die Produktion der Schilddrüsenhormone essenzielles Element sei, ohne das das Enzym TPO nicht arbeiten könne. Sie erinnern sich? TPO wird benötigt, um das Jod in die Vorstufen der Schilddrüsenhormone einzubauen (siehe Seite 20). Ohne Jod kein Hormon und ohne TPO kein Jod. So einfach ist das. Selen wiederum ist wichtiger Bestandteil dieses Enzyms, was wiederum bedeutet, dass dessen Aktivität ohne eine ausreichende Selenzufuhr eingeschränkt ist. So weit, so gut.

An diesem Punkt beginnt ein Prozess, den wir oft bei medizinischen Fake-News beobachten. Weitgehend korrekte Informationen werden bis zu einem gewissen Punkt richtig wiedergegeben, um dann allerdings mit unwissenschaftlicher Argumentation weiterzumachen.

WAS DAS LEBEN MIT SCHILDDRÜSEN-PROBLEMEN **WIRKLICH GEFÄHRLICH MACHT**

Besonders im Internet sind viele Verschwörungstheoretiker unterwegs und finden dort jede Menge Gleichgesinnte, denen einfache Lösungen lieber sind als die komplizierte menschliche Biochemie. Und das Schlimmste ist, dass jede Idee ihre Abnehmer findet, die an den Wahrheitsgehalt von ausgedachten Gesundheits-Fake-News glauben. Was ist nun aber dran an den Wunder-Heilmitteln Selen, Jod und Co.?

Selen

Seit ich in der Medizin tätig bin, verfolgt mich ein Element, dessen Wirkung wahre Wunder versprechen soll, das sich allerdings in seriösen Studien nie behauptet hat: Selen. Wieso es zu diesem Hype kommen konnte, kann ich mir nicht erklären. Vielleicht hat irgendjemand versucht, den heiligen Gral zu finden, vielleicht auch nur, ein neues, entsprechend teuer zu vermarktendes Medikament auf den Markt zu bringen. Fakt ist: Mit Ausnahme einer einzigen Indikation (bei der Endokrinen Orbitopathie, siehe Seite 203) konnte dem Stoff nie eine krankheitslindernde Wirkung nachgewiesen werden. Die Idee ist aber einfach: Man findet ein chemisch sehr simples Element und heilt damit hochkomplexe Krankheiten. Selen wurde bereits als Wundermittel gegen die Sepsis, also die Blutvergiftung, angepriesen, es soll bekanntermaßen Hashimoto und andere Autoimmunerkrankungen heilen und neuerdings sind die Mikronährstoffjünger ganz verrückt danach, weil es, auf völlig unklare Art und Weise, das Enzym-Set-up des Menschen auf Vordermann bringen soll. Bewiesen ist davon freilich nichts, aber es klingt gut. Die Einnahme von Selen musste bereits zum Schutz vor Krebs, Herz-Kreislauf-Erkrankungen und neurologischen Problemen herhalten, kurzum, vor allem, was Menschen in Angst und Schrecken versetzt. Kennen Sie ein besseres Argument, Geld auszugeben? Und Geld ausgeben müssen Sie! Eine 90er-Packung Selentabletten kostet um die 80 Euro. Das sind also Monatstherapiekosten von etwa 30 Euro. Im Jahr schlagen somit 360 Euro zu Buche. Und das Clevere dabei: Selen braucht keine Krankheit als Einnahmegrund, sondern die Motivation, gesund zu bleiben. Und das möchte schließlich jeder. Dabei möchte ich keinesfalls die Bedeutung von Selen auf unseren Körper und die damit einhergehende Biochemie in den Schatten stellen. Das Element ist ein extrem wichtiger Fänger freier Radikale (das sind Bösewichte, die die Zellen unseres Organismus schädigen), ein sogenanntes Antioxidans. Ohne diese Radikalefänger könnte der Mensch nicht existieren. Sie verhindern die Entstehung von Tumorzellen, von Demenz, sind ein wichtiger Faktor für die Gesunderhaltung unserer Gefäße und des Herzens. Aber die Stoffe, zu denen auch andere Vitamine und Spurenelemente gehören, wirken nun einmal nicht nach dem »Viel-hilft-viel-Prinzip«! Und sie lassen sich keinesfalls für die Behandlung spezieller Krankheiten einsetzen. Zumindest nach dem heutigen Wissensstand.

Natürliche Selenquellen

Selen ist ein Spurenelement, das als Bestandteil von Enzymen zahlreiche wichtige Funktionen im Körper erfüllt, nicht nur in der Schilddrüse, sondern auch bei der Abwehr freier Radikaler und bei der Bildung von Spermien. Es kommt ganz natürlich in unserer Ernährung vor. Und eben weil dem so ist, ist unser Körper nicht auf eine zusätzliche Einnahme angewiesen. Sonst hätten unsere Vorfahren wohl kaum so lange überlebt. Natürlich sind unsere Böden in Europa deutlich selenärmer als auf anderen Kontinenten. Es reicht aber trotzdem allemal aus. Essen Sie genügend Eier, Fleisch, Meeresfrüchte (Vorsicht! Hashimoto-Patienten sollten aufpassen wegen des Jods!), Paranüsse, Kohl,

Info

VORSICHT: GEFAHR DER ÜBERDOSIERUNG!

Die Europäische Behörde für Lebensmittelsicherheit (EFSA) empfiehlt eine tägliche Selenmenge von 70 Mikrogramm, also 70 Millionstel eines Gramms. Diese Menge zu uns zu nehmen bekommen wir über die Nahrung ganz leicht hin. In einer Selentablette, wie sie von manchen Ärzten gegen Schilddrüsenprobleme empfohlen wird, sind aber 200 Mikrogramm Selen enthalten. Das Bundesinstitut für Risikobewertung (BfR) empfiehlt in einem Statement, die tägliche Menge von 30 Mikrogramm an zusätzlich zugeführtem Selen nicht zu überschreiten. Bei einer Überdosierung drohen Gelenkprobleme, Müdigkeit, Durchfall und neurologische Störungen.

Brokkoli oder Zwiebeln, dann nehmen Sie genug Selen zu sich. Selen ist kein Medikament, sondern ein Nährstoff. Dass es durch pseudomedizinische Empfehlungen zum Medikament gemacht wird, ist nicht nur ärgerlich, sondern kann eine ganz konkrete Bedrohung darstellen.

Wirkt Selen Wunder?

Bezogen auf unser Beispiel Selen lautet die unbewiesene Falschmeldung: Weil Selen essenzieller Bestandteil des TPO-Enzyms ist und weil dieses Enzym durch die entsprechenden Antikörper beim Hashimoto attackiert wird, besteht die Annahme, dass Selen den Immunprozess bei der Erkrankung verlangsamt. Aber schon aus reiner Logik kann das überhaupt nicht sein. Es bilden sich Antikörper gegen das Enzym TPO, die eine Immunkaskade in Gang setzen, die für dessen Zerstörung sorgt. Wieso sollte Selen diesen Vorgang auch nur im Geringsten aufhalten? Es existiert bis heute keine einzige Studie, die belegt, dass

Selen eine derartige wundervolle Wirkung hätte. Die Behauptung, es handele sich um ein wichtiges Medikament im Kampf gegen die Hashimoto-Krankheit, hält sich aber wacker – und wird leider immer noch von so manchem Mediziner befeuert.

Jod

Bei Jod ist die Sache schon schwieriger, denn bekanntermaßen leben wir ja in einem Jodmangelgebiet. Die Versorgung mit Jod ist heute zwar deutlich besser als noch vor einigen Jahrzehnten, aber sie ist noch nicht optimal. Trotzdem sind Erkrankungen der Schilddrüse, die auf einen Jodmangel zurückzuführen sind, mittlerweile eine Seltenheit. Ich selbst sehe den früher so häufig diagnostizierten Jodmangelkropf, also die jodmangelbedingte Vergrößerung der Schilddrüse, bei meinen Patienten so gut wie gar nicht mehr. Die zusätzliche Zufuhr von Jod in Tablettenform ist dennoch meist unnötig. Bedingt durch die Jodierung von Speisesalz, den Einzug der japanischen Küche in unseren Speiseplan und die allgemein gesundheitsbewussteren Ernährungsgewohnheiten vieler Menschen, sind Jodzusätze in Tabletten-

Info

JODTABLETTEN IN DER SCHWANGERSCHAFT

Für schwangere Frauen empfiehlt das Bundesinstitut für Risikobewertung eine Obergrenze von 100 bis maximal 150 Mikrogramm Jod am Tag in Form von Nahrungsmittelzusätzen. In einer klassischen Jodtablette befinden sich 100 bis 200 Mikrogramm.

form eigentlich überflüssig geworden. Eine Ausnahme bilden hier Schwangere und Babys, da ein Jodmangel beim ungeborenen Kind zu katastrophalen Folgen führen kann (siehe Seite 33).

Kann Jod sogar schaden?

Wo man bei Schwangeren und Babys noch Argumente für die Einnahme dieser Tabletten herleiten kann, fehlt diese bei Nichtschwangeren völlig. Auch das Spurenelement Jod kann nämlich schädlich sein. Eine Überdosierung kann zu Schilddrüsenüberfunktion führen, Autoimmunerkrankungen wie Morbus Basedow oder Hashimoto-Thyreoiditis verschlimmern und diese vermutlich sogar auslösen.
Man tut sich also als gesunder Mensch nichts Gutes, wenn man versucht, sich mit jodhaltigen Pillen noch gesünder zu machen. Eine Ausnahme in Bezug auf die Sinnhaftigkeit von Jodtabletten bildet selbstverständlich der kalte Knoten (siehe Seite 162 ff.), bei dem eine Kombination aus Jod und Schilddrüsenmedikamenten eine Verringerung des Wachstums bewirken kann.

Essen als Medizin?

Gesunde Ernährung ist die beste Vorsorge, die es gibt. Wenn wir es schaffen, unser Essverhalten von schnell und billig auf bewusst und nachhaltig umzustellen, dann ist viel gewonnen. So gut wie alle Nahrungsergänzungsmittel, die Sie für viel Geld in der Apotheke kaufen können, befinden sich von Natur aus in dem, was ein reichhaltiger und ausgewogener Speiseplan hergibt. Mit den klassischen und offenkundig doch so schwer umsetzbaren Empfehlungen, wie der Verzicht auf große Mengen Fleisch sowie die ausreichende Zufuhr von Gemüse und Obst (das aber nur in Maßen), stellen Sie Ihrem Körper alles zur Verfügung, was er für ein gesundes Leben benötigt. Diese Empfehlungen heilen aber keine Schilddrüsenkrankheiten.

Ernähren Sie sich gesund!

Es gibt schlicht keine spezielle Diät, die Hashimoto, Basedow oder andere Leiden des Schmetterlings in die Schranken weist. Leider. Das bedeutet allerdings nicht, dass es nicht trotzdem gut und sinnvoll ist, sich gesund zu ernähren. Im Gegenteil – wenn man schon an einer Autoimmunerkrankung leidet, dann sollte zumindest der Rest des Körpers im Gleichgewicht sein, finden Sie nicht? Den Hashimoto durch eine gesunde Ernährung zu besiegen, das funktioniert leider nicht.

Und was hilft nun?

Ohne die zahlreichen Mythen und Lügen, die in Bezug auf Verhaltensweisen im Umgang mit Schilddrüsenerkrankungen in die Welt gesetzt werden, würde dieses Kapitel lediglich zwei Informationen vermitteln:

- Die Wirksamkeit von Selen ist ausschließlich für die Endokrine Orbitopathie belegt. Wie genau das Element hier wirkt, ist nicht hinreichend bewiesen. In einer Studie, die 2011 im New England Journal of Medicine veröffentlicht wurde (Marroci, C. et al.: New. Engl. J. Med. 2011; 346 (20): 1920–1931), konnte ein abschwellender Effekt auf das Augenhintergrundgewebe beschrieben werden, der noch Monate nach der Einnahme erkennbar war. Vermutlich lässt sich dieser Effekt auf die Wirkung von Selen als Antioxidans zurückführen. Was genau dahintersteckt, ist aber unklar.
- Der hohe Konsum von Jod durch Patienten mit Hashimoto, Basedow oder Schilddrüsenautonomie ist unbedingt zu vermeiden. Auch der übermäßige Verzehr von Sushi und Fisch.

Und das war's. Mehr ist nicht bewiesen, mehr wissen wir nicht. Es spricht überhaupt nichts dagegen, sich gut und ausgewogen zu ernähren, viel Sport zu treiben und auf Nachhaltigkeit zu achten. Ich bin ein großer Freund dieser Verhaltensweisen und glaube, dass wir nur so

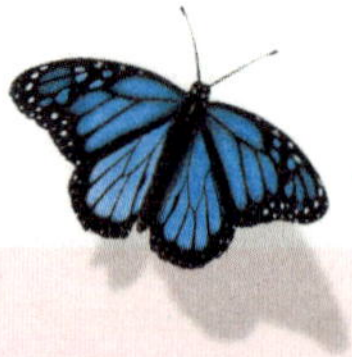

Info

EIN PAAR GENERELLE FAKTEN ZU LEBENSSTIL UND SCHILDDRÜSE

› Der Bedarf an Schilddrüsenhormonen hängt vom Körpergewicht ab.

› Eine Zunahme an Muskelmasse durch plötzlichen Sport etc. führt dazu, dass der Körper deutlich mehr Schilddrüsenhormone benötigt. Bei gesunden Menschen regelt das die Drüse selbst, beim Schilddrüsenkranken muss der Arzt darauf reagieren.

› Bei Patienten mit Darmerkrankungen, wie beispielsweise Morbus Crohn, wird das im Medikament befindliche T4 schlechter im Darm aufgenommen, sodass höhere Dosierungen nötig sein können.

› Bestimmte Lebensmittel hemmen die Aufnahme des Schilddrüsenhormons zusätzlich, sodass bei Nahrungsumstellungen eine Dosisanpassung notwendig sein kann. Insbesondere soja- und faserreiche Lebensmittel wie Tofu oder Flohsamenschalen sind hier zu nennen.

› Was wir essen, hat tatsächlich einen Einfluss auf die Schilddrüsenfunktion, allerdings ist nur eine Wirkung der Quantität der Nahrungsmittel, nicht der Qualität belegt. Beim Fasten konnte man einen deutlichen TSH-Abfall feststellen, bei übergewichtigen Patienten war der TSH-Wert im Schnitt deutlich erhöht. Die Relevanz dieser Erkenntnis bleibt unklar, so wie auch die praktische Bedeutung. Generell sollten Schilddrüsenpatienten regelmäßig ihren TSH-Wert messen lassen, um auf Änderungen im Lebensstil oder von äußeren Einflüssen, die sich auf die Schilddrüse auswirken, reagieren zu können.

langfristig gesund und gut leben. Aber: Die Ernährung verbessert keine Schilddrüsenkrankheit. Es handelt sich um Autoimmunerkrankungen (wenn wir jetzt mal bei Hashimoto und Basedow bleiben) und die lassen sich nun einmal nicht beeinflussen. Das heißt – vielleicht geht das schon, da bin ich ganz offen. Wir wissen es aber nicht und es konnte noch kein alternativer Therapieansatz gefunden werden, der funktioniert. Wenn dem so wäre, dann handelte es sich nämlich nicht mehr um einen alternativen, sondern um einen richtigen.

Eine Bitte zum Schluss

Um eines möchte ich Sie ganz dringend bitten: Lassen Sie sich nicht von selbst ernannten Wunderheilern aufs Glatteis führen. Weder Heilpraktiker noch Homöopathen oder Akupunkteure können auch nur das Geringste gegen die Hashimoto-Krankheit tun. Und es steht auch schon der nächste Hype in den Startlöchern: die Mikronährstoffmedizin. Hier wird den Patienten gesagt, ihre Zellen stünden kurz vor dem metabolischen Exodus, weil der Spiegel der Mikronährstoffe im Blut gestört sei. Zugegeben, die westliche Ernährung ist nicht unbedingt in jedem Fall die nährstoffreichste. Dennoch ist die Lösung hier eine gute Ernährung und nicht unbedingt die Mikronährstoffmedizin. Das Praktische ist nämlich: Um den Mangel zu verifizieren und dann zu beheben, werden teure Untersuchungen und Therapien angeboten, die der Patient natürlich selber zu zahlen hat.

Nichtsdestotrotz bleibt es, wie es ist, und kein noch so versierter Wunderheiler kann – nach heutigem Stand – irgendetwas gegen die Autoimmunerkrankungen der Schilddrüse tun. Und Ärzte im Übrigen auch nicht. Die können aber den Funktionsausfall des Organs ersetzen und das Fortschreiten der Zerstörung behandeln. Erinnern Sie sich an unseren Beispielpatienten aus dem Basedow-Kapitel (siehe Seite 120)? Der hat seine Gutgläubigkeit am Ende mit dem Leben bezahlt.

Jedes Buch und jede Website über bestimmte Ernährungsweisen bei Hashimoto sollten also genau eine Seite haben – auf der steht, dass es da nichts gibt. Wenn Sie sich gesund ernähren wollen, dann gibt es 1000 gute Gründe dafür. Die Schilddrüse ist keiner davon.

Es ist nicht immer die Schilddrüse

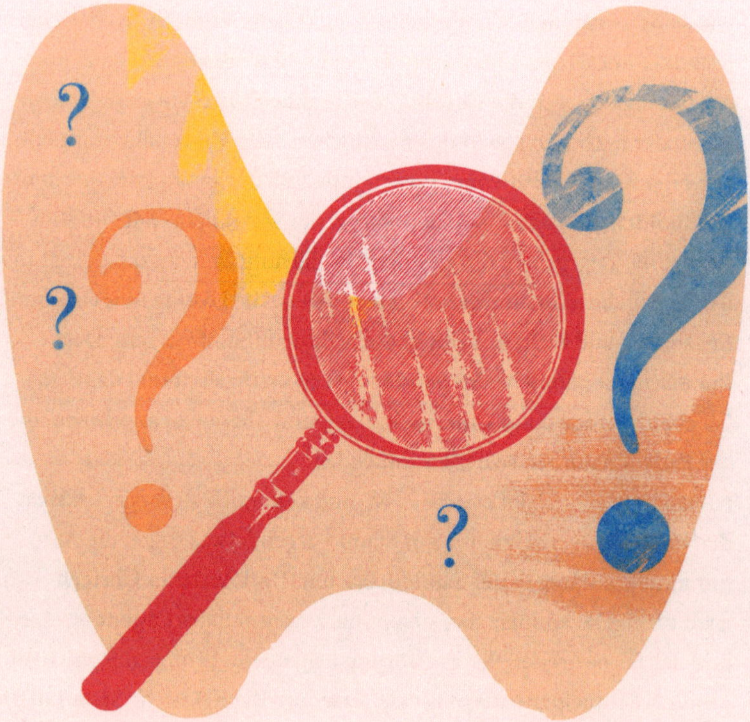

Die großen Differenzialdiagnosen

Schilddrüsenbeschwerden sind oft diffus und nicht immer sofort sicher einzuordnen. Nach den vielen Seiten, die Sie nun über das Organ gelesen haben, sollte eines klar sein: Ein Kardinalsymptom, also eine sicher zuordenbare Beschwerde, wie den Brustschmerz bei Herzproblemen, die Atemnot bei Lungenproblemen (obwohl die natürlich auch auf Herzprobleme hinweisen kann), den Schmerz beim Knochenbruch oder den Verlust von motorischen Fähigkeiten, wie er oft (aber auch nicht immer) beim Schlaganfall vorkommt, gibt es bei der Schilddrüse nicht. Vielmehr verursacht die Schilddrüse diffuse Beschwerden, wie Mattigkeit, Müdigkeit, Abgeschlagenheit, brüchige Haare, Libidoverlust und so weiter und so fort – zumindest wenn es sich um eine Unterfunktion handelt. Bei der Überfunktion sind die Karten noch mal ganz anders verteilt.

Und weil man diese Beschwerden so schlecht fassen kann, alles irgendwie diffus und schwammig ist (zumindest solange man noch keine Funktionsanalyse des Organs gemacht hat), liegt es in der Natur der Sache, dass dafür nicht automatisch immer gleich die Schilddrüse verantwortlich gemacht wird. Auch Fehlfunktionen anderer Organe können schließlich derartige Beschwerden auslösen. Und manchmal hat der Patient Läuse und Flöhe gleichzeitig, will heißen: ein Problem mit der Schilddrüse und mit einem anderen Organ, die friedlich nebeneinander koexistieren und dem Betroffenen das Leben schwer machen. Also dürfen sich weder Arzt noch Patient auf die kleine Wunderdrüse einschießen. Es muss akribisch nach anderen Ursachen für andere Beschwerden gesucht werden, damit nichts übersehen wird!

DIE SCHILDDRÜSE ALS SÜNDENBOCK?

Manchmal reagieren Patienten regelrecht enttäuscht, wenn der Arzt ihnen die Gesundheit ihrer Schilddrüse attestiert. Hinzu kommt, dass nicht jeder erhöhte TSH-Wert sofort für Probleme und Beschwerden verantwortlich gemacht werden kann, deren Ursache vielleicht ganz woanders liegt. So konnte gezeigt werden, dass der TSH-Wert nicht immer mit der Körperwahrnehmung des Patienten korreliert, was die Medikamentengabe bei leicht erhöhten Werten mehr als infrage stellt. Früher war eine solche Praxis gang und gäbe: Schilddrüsenwert zu hoch – Medikament geben! Aber: Man kann die Schilddrüse mit künstlich zugeführten Hormonen nicht »ein bisschen anstoßen«! Diese undifferenzierte Herangehensweise sollte heute ein für alle Mal der Vergangenheit angehören, denn wir wissen sehr gut, dass manchmal für komplexe Probleme eine einfache Lösung gesucht wird – und hier bietet sich die Schilddrüse als Sündenbock nur zu gut an!

Mögliche Ursachen für diffuse Beschwerden

Im Folgenden versuche ich Ihnen einen Überblick über andere mögliche Ursachen dieser diffusen Beschwerden zu geben. Die Kunst des Arztes besteht darin, Ihre Probleme und Symptome korrekt zu interpretieren und sie mithilfe bestimmter Tests und auch einer ganzen Menge Erfahrung einem (manchmal auch mehreren und viel zu oft leider auch keinem) speziellen Krankheitsbild zuzuordnen. Wichtig für Sie: Die folgende Auflistung an sogenannten Differenzialdiagnosen, also alternativen Diagnosen, erhebt keinen Anspruch auf Vollständigkeit und ist keine Anleitung zur Selbstdiagnose. Wenn Sie qualitativ hochwertigen medizinischen Rat bekommen möchten, dann gehen Sie zum Arzt!

Extra

DIE VERZWEIFELTE GESUNDE

Vor nicht allzu langer Zeit wurde ich von einem Kollegen gebeten, einen Blick auf die Tochter seiner Nachbarin zu werfen. Die junge Frau, gerade einmal 15, leide unter Schlafstörungen, Müdigkeit und Antriebslosigkeit. In der Familie kämen Schilddrüsenprobleme, insbesondere die Hashimoto-Krankheit, gehäuft vor, sodass man sich eigentlich sicher sei, die Symptome rührten auch in diesem Fall von dem Organ. Selbstverständlich bekam die junge Frau so schnell wie möglich einen Termin bei mir. Bis auf einen leicht erhöhten TSH-Wert konnte ich allerdings keine Auffälligkeiten feststellen. Weder waren die Schilddrüsenantikörper erhöht, noch ergaben sich im Ultraschall Hinweise auf eine Autoimmunerkrankung. Kurzum – die Schilddrüse hatte nichts. Dem leicht erhöhten TSH-Wert kam keine klinische Bedeutung zu. Ich klärte die Patientin ausführlich über das Ergebnis der Untersuchung auf und verabredete einen Kontrolltermin in ein paar Monaten. Am nächsten Tag erfuhr ich von meinem Kollegen, dass sich die Patientin noch am selben Abend hochgradig verzweifelt bei ihm gemeldet hatte. Grund für ihre psychische Verfassung war die felsenfeste Überzeugung, eine Störung der Schilddrüsenfunktion sei die perfekte Erklärung für alle Symptome und könne praktischerweise auch gleich behandelt werden. Dem war aber nicht so, und ich konnte mir keine Diagnose aus den Fingern saugen. Die Patientin hatte aber darauf gehofft, eine einfache Erklärung für ihre Beschwerden zu erhalten. Die gab es jedoch nicht. Ich vermute, dass eine Menge Faktoren für das schlechte Befinden der jungen Frau verantwortlich sind, und ich bin mir sicher, auch wenn wir noch so tief bohren – wir werden keine medizinische Erklärung finden. Manchmal sind Probleme nämlich auch psychischer Natur. Oder es sind die Lebensumstände, die uns zu schaffen machen.

Das zentrale Nervensystem

Hierzu gehören nicht nur Hirn und Rückenmark, sondern auch die Psyche. Viele psychische Erkrankungen können eine Schilddrüsenfunktionsstörung imitieren. Es geht aber auch andersherum – nicht selten gibt uns die Entwicklung einer Depression oder einer Psychose, vielleicht auch eines AD(H)S, eines Aufmerksamkeitsdefizit-Syndroms, bei dem es Betroffenen schwerfällt, sich auf eine spezifische Aufgabe zu konzentrieren, ohne ständig in Gedanken abzuschweifen, den entscheidenden Hinweis, sich auch mal die Schilddrüse anzuschauen. Und nicht selten werden wir fündig. Aber manchmal ist eine Depression eben tatsächlich eine Depression.
Auch der moderne Lebensstil, der keine Stunde ohne Handyempfang verzeiht und ständig nach Aufmerksamkeit verlangt, ist für unser Wohlbefinden nicht gerade förderlich. Symptome wie Abgeschlagenheit, Mattigkeit, Unaufmerksamkeit, Schlafstörungen, Lustlosigkeit und andere werden hier oft als mit der Schilddrüse in Zusammenhang stehend fehlgedeutet. Die Diagnose einer »harmlosen« Schilddrüsenfunktionsstörung ist oft deutlich besser zu verdauen als die Einsicht, am eigenen Lebensstil etwas ändern zu müssen.

Der Magen-Darm-Trakt

Ein breites Spektrum an Magen-Darm-Krankheiten verursacht ähnliche Beschwerden wie eine Schilddrüsenfunktionsstörung. Grundsätzlich sind es die beiden Hauptbeschwerden, Durchfall und Verstopfung, die uns an ein Problem mit der Schilddrüse denken lassen. Die kommen aber auch bei vielen Arten der Nahrungsmittelintoleranz, bei Allergien, bei chronisch entzündlichen Darmerkrankungen, wie beispielsweise Morbus Crohn oder Colitis Ulcerosa, und vielen anderen, teils auch funktionellen oder sogar psychosomatischen Störungen vor.

Denken Sie nur an das weit verbreitete Reizdarmsyndrom (siehe Infobox, unten). Verstopfungen (Obstipationen) können ebenso durch eine Vielzahl von Krankheiten, aber auch durch Zustände, die keinen Krankheitswert haben, ausgelöst werden. Ein generell zu Verstopfungen neigender (oft älterer) Darm kommt hier genauso infrage wie eine Sigmadivertikulose, bei der sich kleine Ausstülpungen (Divertikel) im Darm bilden, oder ein Darmtumor.
Und auch hier muss der westliche Lebensstil als Sündenbock herhalten. Denn so sehr ich mich vom Versuch distanziere, Erkrankungen mit Mikronährstoffen zu heilen, so sehr bin ich davon überzeugt, dass wir vielen gesundheitlichen Problemen mit einer ausgewogenen Ernährung vorbeugen können. Verdauungsstörungen, die unter Umstän-

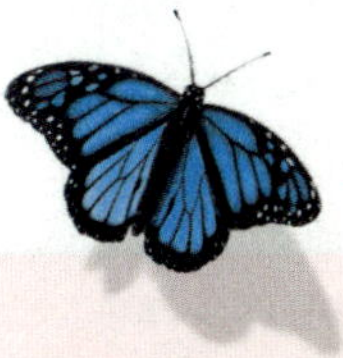

Info

DAS REIZDARMSYNDROM

Unter dem Begriff des Reizdarmsyndroms versteht man chronische Darmprobleme, die sich oft als Durchfälle, Krämpfe und Blähungen bemerkbar machen, bei denen aber auch nach eindringlicher Untersuchung keine fassbare Ursache gefunden werden kann. Insofern handelt es sich um eine Ausschlussdiagnose. Patienten haben oft eine wahre Odyssee an Tests hinter sich. Blutabnahme, Ultraschall, Darmspiegelung, manchmal sogar eine Computertomografie fördern kaum verwertbare Informationen zutage. Und trotzdem leiden die Betroffenen an ganz nachvollziehbaren Beschwerden. Leider existiert bisher keine nachweisbar wirksame Therapie, was auch damit zu tun hat, dass wir das Reizdarmsyndrom bisher kaum verstanden haben.

den an die Schilddrüse denken lassen, können nämlich auch Folge einer ungesunden Ernährung sein. So gibt es viele Ernährungssünden, die uns nicht nur Lebensqualität, sondern auch Lebenszeit kosten. Gewichtszunahme, Schwäche, Abgeschlagenheit und Verdauungsprobleme werden nicht nur von der Hashimoto-Krankheit, sondern auch von der Art und Weise, wie wir leben, verursacht.

Das Hormonsystem (außer der Schilddrüse)

Das hormonbildende System des Menschen gehört wohl zu den kompliziertesten, mit denen sich der Arzt beschäftigen muss. Alles hängt irgendwie zusammen. Östrogene stehen in Verdacht, mit der Schilddrüse zu interagieren, und Schilddrüsenhormone haben Einfluss auf eine Vielzahl anderer. Da ist es nicht sonderlich erstaunlich, dass auch die Symptome vieler Hormonprobleme einander ähneln.
Hormonproduzierende Tumoren können Symptome auslösen, die diffus sind und denen der Schilddrüsenüberfunktion ähneln. Diabetes und die Schilddrüsenunterfunktion ähneln sich ebenfalls hinsichtlich einiger zentraler Beschwerden, wie beispielsweise bei der Gewichtszunahme. Außerdem leiden Diabetiker ebenso unter Abgeschlagenheit und Müdigkeit wie Patienten mit Schilddrüsenunterfunktion.

Das Herz-Kreislauf-System

Bluthochdruck, aber auch Kreislaufschwäche und der Hang zum Kollaps können Hinweise auf Erkrankungen der Schilddrüse sein, aber natürlich auch separate Krankheiten oder auch Symptome jedweder anderen Leiden. Wir haben im Kapitel über die Schilddrüsenüberfunktion auf Seite 110 ebenjene als Verursacher von Herzrhythmusstörungen, insbesondere dem Vorhofflimmern, kennengelernt. Selbstverständlich gibt es viele andere Zustände, die diese Art des schnellen Herzschlages auslösen können. Fieber, Infektionen jeder Art, Flüssigkeitsmangel und psychische Belastungen sind nur einige Beispiele dafür. Nichtsdestotrotz wird bei erstmalig aufgetretenem Vorhofflimmern immer auch ein kurzer Blick auf die Schilddrüse geworfen (im übertragenen Sinne), um die gefährliche Hyperthyreose als Verursacher auszuschließen.

Die Haut

Die Haut als Spiegel unseres Körperinneren zeigt sowohl bei der Schilddrüsenüber- als auch bei der -unterfunktion deutliche Anzeichen der dementsprechenden Erkrankung. Entweder ist sie rissig und trocken oder warm und feucht (um das mal sehr stark zu vereinfachen). Allerdings hat nicht jeder Mensch mit trockener Haut gleich Hashimoto. Manche haben einfach trockene Haut. Bei sehr feuchtwarmer Haut sollte der Arzt schon genauer hinschauen. Hier findet sich öfter mal ein krankhafter Befund der Schilddrüse. Aber natürlich können auch Infektionen und Tumorerkrankungen das Hautbild verändern. Im Grunde genommen zeigen sich so gut wie alle ernsthaften Erkrankungen irgendwann auch in der Haut, denn sie ist nun einmal die Barriere, die uns von der Umwelt trennt und vor ihr schützt.

Die Lunge

Lungenkrebs kann zu ähnlichen Beschwerden führen wie die Schilddrüsenüberfunktion. Betroffene verlieren schnell Gewicht, schwitzen viel (hauptsächlich in der Nacht) und wirken buchstäblich krank. Glücklicherweise ist der Lungenkrebs aber eine sehr seltene Differenzialdiagnose der Schilddrüsenüberfunktion. Ich erwähne ihn hier aber der Vollständigkeit halber.

Und jedes andere Organsystem

Alles steht im Körper mit allem in Verbindung. So ist das auch mit den Schilddrüsenhormonen und den Symptomen, die durch einen Mangel oder aber einen Überschuss verursacht werden. Ein bestimmtes Symptom kann immer nur den Verdacht auf eine Erkrankung wecken. Diese muss dann konsequent abgeklärt werden. Ich warne eindringlich vor einem zu frühen Festlegen auf eine bestimmte Krankheit, oft liegt der Fall dann doch anders, als man denkt.

Was wir nicht wissen …

… ist leider viel mehr als das, was wir wissen. Die Schilddrüsenmedizin und damit auch die Forschung sind in einem steten Wandel. Viele Dinge ändern sich und manchmal ist es auch für uns Ärzte nicht ganz leicht, da mitzuhalten. Denn gerade in Sachen Schilddrüsenmedizin geht es um molekulare Zusammenhänge, die nicht so einfach zu verstehen sind. Das Thema ist äußerst komplex. Jeder neue Kongress bietet neues Wissen. Und diese Erkenntnisse sollte man natürlich zum Wohle der Patienten in die Praxis umsetzen.

Bisher unentdeckte Schilddrüsenhormone?

Eine faszinierende neue Entwicklung ist beispielsweise die Theorie, die sich allerdings immer weiter zu bestätigen scheint, dass es noch andere, bisher unbekannte Schilddrüsenhormone gibt. Hinweise dafür boten sich den klinisch tätigen Medizinern schon vor einiger Zeit. So reagierten Patienten, denen man ein Schilddrüsenpräparat aus Schweinedrüsen (das wurde früher gemacht) verabreicht hatte, oft deutlich positiver auf ihre Medikamente als diejenigen, die neuere Präparate bekamen, in denen das Hormon T4 isoliert vorkam. Zu dieser Erkenntnis passt die Beobachtung, dass nicht alle Patienten sofort po-

sitiv auf die verabreichten Schilddrüsenmedikamente reagieren. All das lässt den Schluss zu, dass unsere Medizin zwar hilft, aber die natürliche Wirkung des T4 im Körper nicht komplett ersetzt. Hier kommt die Theorie eines »neuen«, bisher weitgehend unerforschten Hormons ins Spiel, das ebenfalls von der Schilddrüse ausgeschüttet werden könnte und möglicherweise einen erheblichen Beitrag zur Physiologie des kleinen Schmetterlingsorgans leistet.
Zu dieser Erkenntnis passt auch das paradoxe Wissen, das wir über die sogenannte *Thyreoiditis factitia* haben. Bei diesem Krankheitsbild nehmen Patienten medizinisch unbegründet Schilddrüsenhormone zu sich, um Gewicht zu verlieren. Leider funktioniert das nicht. Trotzdem beobachten wir beim Morbus Basedow eine massive Gewichtsabnahme. Offenbar fehlt dem reinen T4, wie es in den Schilddrüsenmedikamenten vorkommt, ein wichtiger Zusatzstoff – das mysteriöse dritte Hormon? Man weiß es nicht.
Außerdem zu erwarten ist die Entdeckung zahlreicher unbekannter Autoantikörper, die eine Erklärung für die seronegativen Immunthyreopathien bieten, also für all diejenigen Schilddrüsenerkrankungen, die im Ultraschall deutlich zu sehen sind, bei denen sich aber im Blut keine Antikörper nachweisen lassen (siehe Seite 74).

Hoffnung auf neue Forschungsergebnisse

Welche Schlüsse wir nun aber aus all diesen Annahmen und Vermutungen ziehen sollten, bleibt unklar, da eine Therapie nicht allein auf einer Theorie aufgebaut werden darf. Fakt ist, dass wir unbedingt weiter forschen müssen. Viele seit Jahren als unumstößlich geltenden Grundsätze haben in der letzten Zeit ihre Wertigkeit verloren und neues Wissen sprudelt fast täglich aus den Laboren dieser Welt und muss klinisch eingeordnet werden. Das wird dauern und solange können wir nur auf das jetzige Wissen und unsere Erfahrung zurückgreifen, um das Bestmögliche für unsere Patienten herauszuholen!

Nachwort

Viele Krankheiten sind kompliziert und schwierig zu verstehen. Ein ganzes Medizinstudium und eine sich anschließende Facharztausbildung sind nötig, um einen Überblick über Diagnostik und Therapie einiger ausgewählter Krankheiten zu bekommen. Man denke nur an den Kardiologen, der sich über Jahre hinweg hauptsächlich mit dem Herz und seinen Leiden beschäftigt. Oder an den Wirbelsäulenspezialisten. Die Liste ist unendlich erweiterbar. Und auch der Umfang dieses Buches zeigt, wie viel Wissen es über ein kleines Organ im Hals gibt, von dessen Existenz die meisten bis vor ein paar Jahren vermutlich gar nichts wussten. Diese unglaubliche Fülle an medizinischem Wissen steht in krassem Gegensatz zum aufgeklärten Patienten, der in unserer Gesellschaft immer wichtiger wird. Der Arzt ist nicht mehr länger Anweiser und autoritärer Lenker, sondern Partner im Prozess der Genesung oder Gesunderhaltung.

Diese Entwicklung ist nicht ganz ungefährlich, weil sie denen Tür und Tor öffnet, die leichte Antworten für schwere Fragen anbieten und die Erkrankten und nach Antworten Suchenden glauben machen wollen, sie könnten komplexe Sachverhalte mit ein paar Nadeln im Ohr oder ein paar Zuckerkügelchen im Mund behandeln.

Um einen Beitrag zur Lösung dieser Problematik zu leisten, haben mein Kollege Dr. Pablo Hagemeyer und ich den mittlerweile preisgekrönten DocPod ins Leben gerufen, der neben einem wöchentlichen Podcast-Format regelmäßig neue Videos zu medizinischen Themen auf YouTube veröffentlicht. Schauen Sie einfach mal vorbei auf YouTube oder docpod.de!

Ihr Falk Stirkat

Dank

Wie Sie sich sicher denken können, entsteht ein ganzes Buch über ein winziges Organ – im Volumen kaum größer als ein paar Schnäpse – nicht einfach so. Beim Schreiben ist mir der Spagat zwischen Unterhaltungs- und Sachliteratur sicher nicht überall gelungen und vielleicht haben sich sogar kleine Fehler eingeschlichen, die mir, trotz mehrfachem Studium des Textes, nicht aufgefallen sind. Diese gehen natürlich auf mein Konto.

Für viel hilfreiches Feedback möchte ich mich bedanken bei der Endokrinologin Dr. Lorenza Paolucci, die mein Manuskript auf Herz und Nieren geprüft hat. Auch Dr. Anastasios Maniatoglou hat mir eine Menge über die Schilddrüse beigebracht.

Ohne meine Frau Stefanie, meine Kinder und meine ganze Familie gäbe es keinen schreibenden Arzt. Vielen Dank dafür!

Ohne meine Agentin Nicole Gross wären all meine Ideen und Überlegungen nur wenig wert. Sie sorgt dafür, dass meine Kreativität an den Mann kommt. Das ist in diesem Fall allerdings eine Frau, und zwar Barbara Fellenberg vom Gräfe und Unzer Verlag, die mir die Möglichkeit gegeben hat, in ihrem Hause ansässig zu werden.

Weiterhin bin ich meinem Arbeitgeber, dem Medic-Center in Nürnberg, zu extrem großem Dank verpflichtet.

Ohne Freunde wäre die Welt bähhh, und ich habe glücklicherweise ein paar richtig gute. Hannes Müller ist einer davon und Pablo Hagemeyer, den Sie vielleicht aus dem DocPod kennen, den ich wöchentlich mit ihm sende (siehe Seite 218).

Adressen und Bücher

Adressen, die weiterhelfen

Deutsche Gesellschaft für Endokrinologie:
www.endokrinologie.net

Forum Schilddrüse e. V.:
www.forum-schilddruese.de

Hormonselbsthilfe:
www.hormonselbsthilfe.de

Schilddrüse Coburg:
www.schilddruese-coburg.de

Schilddrüsenliga Deutschland e. V.: *www.schilddruesenliga.de*

Der Internetauftritt des Autors

www.docpod.de
In ihrem wöchentlichen Podcast behandeln Falk Stirkat und Pablo Hagemeyer (Facharzt für Psychiatrie und Psychotherapie) verschiedenste Gesundheitsthemen auf informative und zugleich unterhaltsame Weise.

Bücher, die weiterhelfen

Axt-Gadermann, Michaela: *Power für die Schilddrüse – Alles für einen gesunden Hormonhaushalt.* Südwest Verlag

Kast, Bas: *Der Ernährungskompass. Das Fazit aller wissenschaftlichen Studien zum Thema Ernährung.* C. Bertelsmann Verlag

Bücher aus dem GRÄFE UND UNZER VERLAG

Bieger, Wilfried P./Schaenzler, Nicole: *Der große GU Kompass Laborwerte.*

Breitenberger, Markus/Schaenzler, Nicole: *Hashimoto ganzheitlich behandeln.*

Fritzsche, Doris: *Diabetes. Der Ernährungs-Kompass.*

Waller, Stefan: *Der Dr. Heart Herzcoach. Herzinfarkt verhindern, besser und bewusster leben.*

Glossar

Adenom:
Gutartiger Tumor, der aus Drüsenzellen erwächst

Antikörper:
Gegen eine spezielle Oberflächenstruktur gerichtetes Protein

Autoimmunkrankheit:
Erkrankung, bei der sich das Immunsystem gegen den eigenen Körper richtet

Biopsie:
Probeentnahme zur Bestimmung der Biologie (gutartig oder bösartig) einer Veränderung im Körper

Computertomografie:
Röntgengestützte Schichtbildaufnahme

Embryogenese:
Entwicklung des Embryos im mütterlichen Körper

Enzym:
Protein, das chemische Prozesse steuert (Biokatalysator)

Euthyreose:
Ausgeglichener Schilddrüsenhormonhaushalt

Hormon:
Bioaktive Substanz zur Steuerung von chemischen Vorgängen im Körper

Immunsystem:
Körpereigene Mechanismen zur Abwehr von Fremdkörpern jedweder Art

Kolloid:
Gelartige Masse, dient als Speichermedium für Schilddrüsenhormone

Magnetresonanztomografie:
Schichtbildaufnahmen mithilfe von Magnetfeldern und Radiowellen

Molekül:
Zusammenschluss verschiedener Atome

Protein(e):
Aus Aminosäuren bestehende Moleküle

Protonenpumpenhemmer:
Medikamente zur Neutralisierung von Magensäure

Rezeptoren:
Moleküle, die, aktiviert durch bestimmte Substanzen (wie Hormone), eine chemische Kettenreaktion in Gang setzen

Sonografie:
Echtzeitdarstellung von Körperstrukturen mithilfe von Schallwellen

Szintigrafie:
Bildliche Darstellung bestimmter Organfunktionen

Tachykardie:
Erhöhte Herzfrequenz

Thyreoidektomie:
Operative Entfernung der Schilddrüse

Thyreostatika:
Medikamente zur Unterdrückung der Schilddrüsenfunktion

Register

MEHR ENERGIE, MEHR WOHLBEFINDEN!

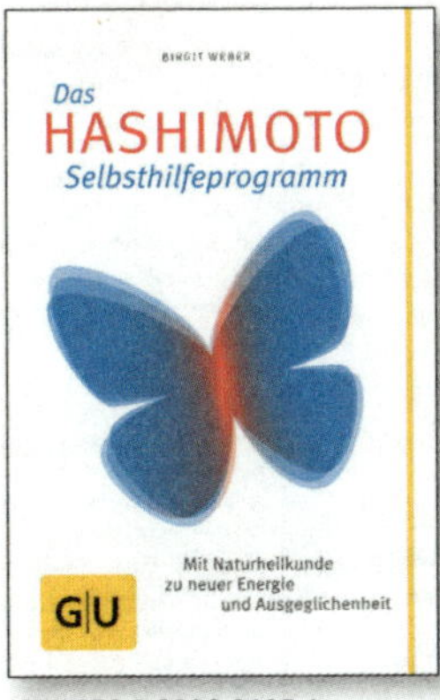

ISBN 978-3-8338-2135-6

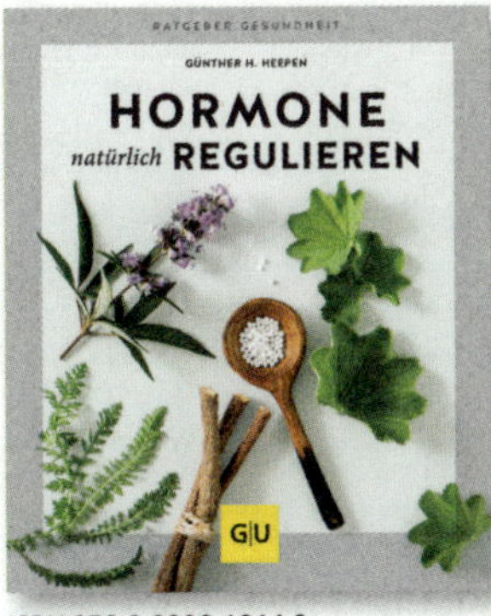

ISBN 978-3-8338-6914-3

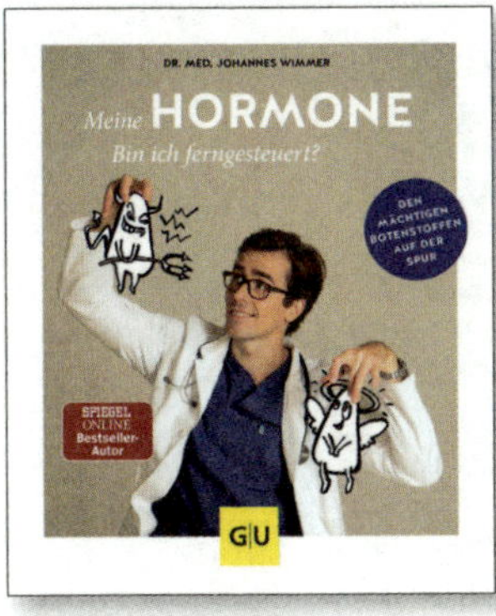

ISBN 978-3-8338-6687-6

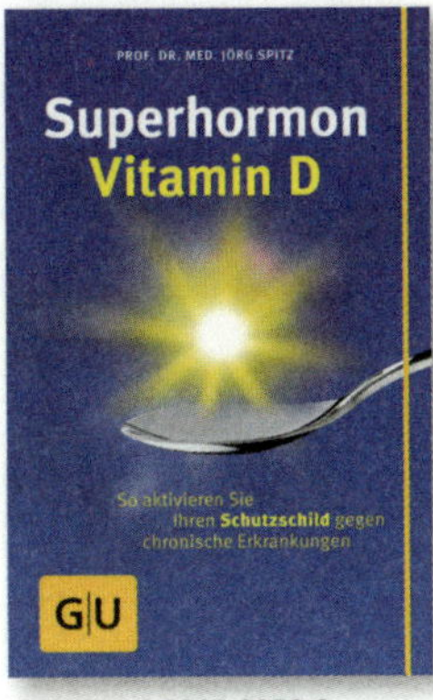

ISBN 978-3-8338-2272-8

Alle hier vorgestellten Bücher sind auch als eBook erhältlich.

Mehr von GU auf **www.gu.de** und **facebook.com/gu.verlag**

Impressum

Projektleitung: Barbara Fellenberg

Lektorat: Irmela Sommer

Bildredaktion: Simone Hoffmann

Covergestaltung und Layout: independent Medien-Design, Horst Moser, München

Herstellung: Renate Hutt

Satz: Christopher Hammond

Reproduktion: Ludwig:media, Zell am See

Druck und Bindung: Dimograf

ISBN 978-3-8338-6915-0

1. Auflage 2019

GRÄFE UND UNZER

Ein Unternehmen der GANSKE VERLAGSGRUPPE

Coverillustration: Hassan Al Mohtasib, independent Medien-Design, Horst Moser, München

Coverfoto (Schmetterling; auch im Innenteil): Getty Images

Illustrationen: Dmitri Broido: S. 8, 38, 54, 94, 150, 176, 196, 206; Alexandra Vent, Scientific illustrations: S. 13, 15, 19, 23, 25, 37, 40, 44, 47, 51, 61, 67, 71, 99, 104, 114, 119, 128, 131, 134, 157, 172, 179

Weitere Abbildungen: Adobe Stock: Umschlagklappe innen und U2; Emotion in Frames: Autorenfoto Umschlag; Prof. Cordes, Nürnberg: S. 163; Science Photo Library: S. 17, 146; Falk Stirkat (Medic-Center Nürnberg): S. 75, 159, 161, 191

Syndication: www.seasons.agency

Wichtiger Hinweis

Die Gedanken, Methoden und Anregungen in diesem Buch stellen die Meinung bzw. Erfahrung des Verfassers dar. Sie wurden vom Autor nach bestem Wissen erstellt und mit größtmöglicher Sorgfalt geprüft. Sie bieten jedoch keinen Ersatz für persönlichen kompetenten medizinischen Rat. Jede Leserin, jeder Leser ist für das eigene Tun und Lassen auch weiterhin selbst verantwortlich. Weder Autor noch Verlag können für eventuelle Nachteile oder Schäden, die aus den im Buch gegebenen praktischen Hinweisen resultieren, eine Haftung übernehmen.

KONTAKT

GRÄFE UND UNZER VERLAG
Leserservice
Postfach 86 03 13
81630 München
E-Mail: leserservice@graefe-und-unzer.de

Telefon: 00800 / 72 37 33 33*
Telefax: 00800 / 50 12 05 44*
Mo-Do: 9.00–17.00 Uhr
Fr: 9.00–16.00 Uhr
(*gebührenfrei in D,A,CH)

Die GU-Homepage finden Sie unter www.gu.de

www.facebook.com/gu.verlag